**Mourad BOUKHELOUA**
**Mouhamed BERREHAL**
**Toufik IAICHE ACHOUR**

# ESPASMO CORONÁRIO

**Mourad BOUKHELOUA**
**Mouhamed BERREHAL**
**Toufik IAICHE ACHOUR**

# ESPASMO CORONÁRIO

**ScienciaScripts**

**Imprint**

Any brand names and product names mentioned in this book are subject to trademark, brand or patent protection and are trademarks or registered trademarks of their respective holders. The use of brand names, product names, common names, trade names, product descriptions etc. even without a particular marking in this work is in no way to be construed to mean that such names may be regarded as unrestricted in respect of trademark and brand protection legislation and could thus be used by anyone.

Cover image: www.ingimage.com

This book is a translation from the original published under ISBN 978-620-6-71268-8.

Publisher:
Sciencia Scripts
is a trademark of
Dodo Books Indian Ocean Ltd. and OmniScriptum S.R.L publishing group

120 High Road, East Finchley, London, N2 9ED, United Kingdom
Str. Armeneasca 28/1, office 1, Chisinau MD-2012, Republic of Moldova, Europe
Printed at: see last page
**ISBN: 978-620-7-65838-1**

# PREÂMBULO

*A medicina é um domínio em constante evolução, onde cada descoberta, cada avanço, cada passo em frente conta. É neste espírito de progresso e de procura de conhecimento que este livro foi escrito.*

*O espasmo coronário, embora menos conhecido do que outras doenças cardiovasculares, é um assunto de importância crucial. Trata-se de uma doença que pode ter consequências graves, ou mesmo fatais, e que requer uma compreensão profunda e um tratamento adequado.*

*Este livro é o resultado de muitos anos de investigação, observação e experiência clínica. O seu objetivo é proporcionar uma compreensão clara e concisa do espasmo coronário, das suas causas, sintomas, diagnóstico e tratamento.*

*Destina-se a profissionais de saúde que queiram saber mais sobre o assunto, bem como a doentes e respectivas famílias que queiram compreender melhor esta doença.*

*Ao ler estas páginas, irá descobrir não só os aspectos médicos do espasmo coronário, mas também os desafios humanos que lhe estão associados.*

*Este livro é dedicado a si, o leitor. Que nele encontres as respostas que procuras, e talvez até mais.*

# ÍNDICE DE CONTEÚDOS

# INTRODUÇÃO

A doença cardíaca coronária é uma das doenças cardiovasculares mais comuns que afectam a população mundial. É a principal causa de morte tanto nos países desenvolvidos como nos países em desenvolvimento. O seu mecanismo fisiopatológico de base é simples: um desfasamento entre a oferta e a procura de oxigénio pelo miocárdio, que conduz a uma isquémia mais ou menos extensa, manifestada por angina estável ou instável, enfarte do miocárdio ou morte súbita cardíaca.

Outrora considerada uma doença exclusivamente aterosclerótica, em que, sob a influência de factores de risco cardiovascular como o tabagismo, a diabetes e a dislipidemia, a acumulação de colesterol na parede das artérias coronárias (a placa aterosclerótica) provoca uma redução do lúmen interno, resultando em desequilíbrio e sintomas. A acumulação de colesterol na parede das artérias coronárias (a placa aterosclerótica) provoca uma redução do lúmen interno, o que resulta em desequilíbrio e sintomas. Além disso, os fenómenos tromboembólicos associados à rutura dessa placa agravam o desequilíbrio e precipitam as síndromes coronárias agudas (SCA).Hoje sabemos que este entendimento é verdadeiro, mas é incompleto porque não explica certos factos clínicos, como o enfarte em indivíduos em jejum, sem factores de risco e com artérias coronárias saudáveis ou sem evidência de rutura ou erosão da placa. Na quarta definição universal de enfarte do miocárdio(1) , a Sociedade Europeia de Cardiologia refere quatro tipos de acordo com a etiologia: o tipo um é secundário à aterosclerose, enquanto o tipo dois abrange todos os desequilíbrios entre a oferta e a procura de oxigénio do miocárdio responsáveis pela isquémia aguda do miocárdio:

• Redução da perfusão miocárdica devido a aterosclerose coronária fixa sem rutura da placa,
• Um espasmo da artéria coronária,
• Disfunção microvascular coronária (que inclui disfunção endotelial, disfunção das células musculares lisas e desregulação da inervação simpática),
• Embolia coronária,
• Dissecção da artéria coronária com ou sem hematoma intramural,

•Outros mecanismos que reduzem o fornecimento de oxigénio, como a bradiarritmia grave, a insuficiência respiratória com hipoxemia grave, a anemia grave e a hipotensão/choque;
• Ou aumento da necessidade de oxigénio do miocárdio devido a taquiarritmia sustentada ou hipertensão grave com ou sem hipertrofia ventricular esquerda.

Durante a última década, a nossa compreensão da fisiopatologia da doença arterial coronária (DAC) evoluiu de forma notável, permitindo-nos reconhecer que outras etiologias, como o espasmo coronário, são responsáveis por uma série de manifestações clínicas.

Faremos uma revisão desta entidade particular, o espasmo coronário, a sua patogénese e implicações clínicas, e concluiremos com a ilustração de um caso clínico muito instrutivo.

# HISTÓRIA DE ESPASMO DA ARTÉRIA CORONÁRIA

A ideia de que o espasmo coronário pode ser uma causa de doença cardíaca isquémica existe há mais de um século. Foi avançada pela primeira vez por William Osler(2) em 1910, após observações de uma série de doentes que apresentavam angina de peito paroxística e morte súbita:

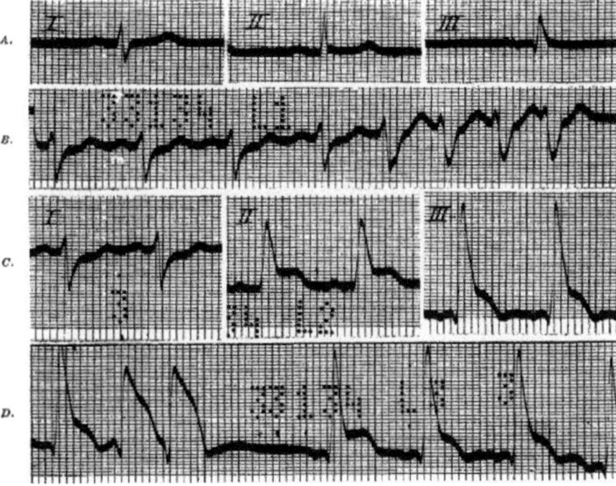

Figura 1: "Caso 5. A, Electroenrdiograma padrão. B, derivação I obtida durante as fases iniciais de um ataque espontâneo de dor anginosa. C, Eletrocardiograma normalizado no auge do ataque. D, derivação III, mostrando extra-sístoles ventriculares de contorno monofásico". (3)

"As artérias coronárias não são artérias terminais no sentido de Cohnheim, e a doença dos seus ramos não está necessariamente associada à angina. E em alguns casos fatais não são encontradas lesões; temos de aceitar o facto de que a angina de peito pode matar sem sinais de doença óbvia do coração ou dos vasos sanguíneos." Posteriormente, e na mesma análise, relatou semelhanças entre esta forma de angina de peito e os fenómenos observados durante os ataques da síndrome de Raynaud. Concluiu, portanto, que o espasmo coronário estava na origem destas perturbações e, mais uma vez, afirmou: "Por espasmo, entendo uma contração persistente que conduz à isquémia, com perturbação da função das partes fornecidas"(2). Um pouco mais tarde, em 1941, Wilson et al(3) apresentaram uma série de casos (cinco em número) de angina de peito espontânea ou provocada em que os electrocardiogramas per-críticos mostravam alterações na forma dos complexos ventriculares "comparáveis em magnitude e natureza àquelas que ocorrem durante as primeiras horas após a oclusão súbita de uma grande artéria coronária" (Fig. 1). Apresentam uma teoria interessante sobre a fisiopatologia da doença: "As alterações electrocardiográficas pronunciadas que por vezes ocorrem durante um paroxismo de angina de peito indicam que a perturbação da circulação coronária que ocorre nesta condição é por vezes tão grande como a produzida pela oclusão súbita de uma grande artéria coronária. Podem ocorrer ataques de dor anginosa, acompanhados de alterações profundas do eletrocardiograma, em circunstâncias que nos obrigam a supor que a isquémia miocárdica que os acompanha se deve a uma alteração do calibre das artérias coronárias afectadas e não a um aumento da carga de trabalho do coração. A nicotina ou outro componente do fumo do cigarro induzem por vezes um "espasmo".

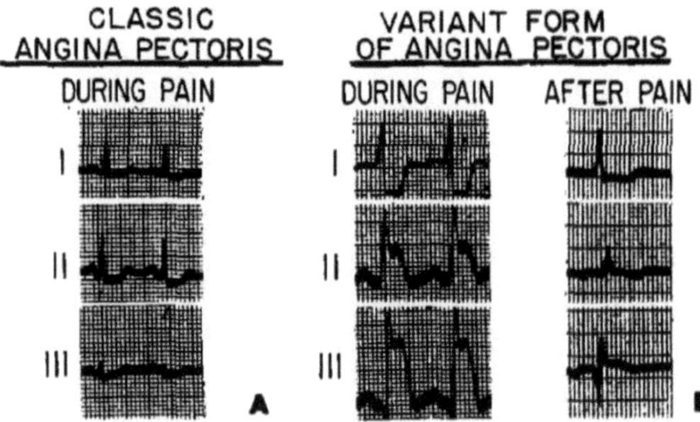



Figura 2: Comparação das características electrocardiográficas da angina de peito clássica e da sua variante. Conforme descrito por Prinzmetal (4)

em doentes que sofrem de angina de peito"(3).

Em 1959, Prinzmetal et al(4) chamaram claramente a atenção, pela primeira vez, para um grupo de doentes com angina de repouso espontânea em que o mecanismo postulado era a isquémia transmural do miocárdio. Quando descreveu uma forma particular desta angina, descrita na altura como uma "variante da angina de peito", verificou que, ao contrário da angina clássica descrita por Heberden, que combina :

•Dor causada pelo aumento da carga de trabalho cardíaco e aliviada pelo repouso ou pela administração de nitroglicerina
•Um eletrocardiograma realizado durante a dor, que geralmente mostra uma depressão do segmento ST nas derivações normais sem elevação recíproca.

Nesta variante da angina de peito, a dor ocorre quando o indivíduo está em repouso ou durante uma atividade normal durante o dia ou a noite. Não é provocada pelo esforço. Durante um ataque, o segmento ST está transitoriamente e muitas vezes notavelmente elevado e há depressões recíprocas do ST nas derivações padrão (Fig. 2). Os ataques quase sempre terminam espontaneamente, mas se forem prolongados, podem levar à morte"(4).

Posteriormente, esta angina de peito caracterizada por elevação do segmento ST, anteriormente considerada uma entidade rara e definida como uma forma de angina de peito, passou a ser uma forma de angina de peito.
Esta angina "variante" de Prinzmetal e colegas tornou-se uma observação frequente desde que os doentes com ataques recorrentes de angina de peito em repouso são sistematicamente submetidos a monitorização electrocardiográfica contínua nas unidades de cuidados coronários. Em 1978, um artigo de Maseri et al(5) descreveu as características de 138 doentes com angina "variante" observados na sua instituição durante os 7 anos anteriores (80 com angina de peito apenas em repouso, 58 com angina de peito em esforço e em repouso) e os resultados de estudos diagnósticos efectuados em grupos seleccionados destes doentes. Em primeiro lugar, conseguiu demonstrar que o problema reside, ao contrário do que era aceite até então, na diminuição da perfusão sem aumento dos determinantes hemodinâmicos da exigência miocárdica. A cintigrafia com tálio efectuada em 32 doentes revelou uma redução regional maciça e localizada da perfusão miocárdica durante a elevação do segmento S-T. A angiografia coronária revelou estenose não significativa em 8 doentes e estenose monotruncular, bi ou tri em 38, 34 e 26 doentes, respetivamente. A angiografia dos 37 doentes estudados durante a angina revelou um vasoespasmo coronário grave envolvendo vasos de extensão extremamente variável de aterosclerose. Ocorreram arritmias graves em 27 doentes e enfarte do miocárdio em 28. No total, cinco

doentes morreram no prazo de um mês após a admissão no hospital.

Assim, conclui que a forma "variante" de angina representa apenas um aspeto de um espetro contínuo de isquemia miocárdica aguda vasoespástica que pode ser observada em praticamente todas as fases da doença cardíaca isquémica. E que:

•A isquémia miocárdica vasoespástica pode ocorrer na presença de um grau extremamente variável de aterosclerose coronária em doentes com ou sem enfarte do miocárdio e com ou sem angina de esforço típica.
•A isquémia miocárdica vasoespástica pode também ser caracterizada por depressão do segmento S-T.
•A isquemia miocárdica vasoespástica transitória pode ser acompanhada de dor torácica ou permanecer assintomática e evoluir para enfarte do miocárdio e morte súbita.

Os autores deste artigo definiram o espasmo das artérias coronárias como "hiperresponsividade local segmentar do músculo liso secundária a uma variedade de estímulos que produzem apenas uma ligeira constrição em segmentos não espásticos das artérias coronárias".

Em 1981, utilizando angiografia quantitativa e um modelo de estimulação adrenérgica, foi demonstrado que o espasmo coronário apenas se localizava na região do ateroma coronário pré-existente. Brown et al. denominaram esta situação de "estenose hiper-reactiva"(6).

Pouco mais de dez anos depois, um estudo de Bugiardini et al(7) analisou a resposta das artérias coronárias a estímulos indutores de espasmo num subgrupo de doentes sem doença coronária ou com doença coronária mínima (< 30% de estenose) com sinais objectivos de isquémia miocárdica. Dos vinte e cinco doentes, dez tinham angina variante e quinze síndrome X. O fluxo sanguíneo na veia cardíaca magna, a pressão aórtica e as alterações do diâmetro das artérias coronárias foram medidos em repouso e 2 a 4 minutos após hiperventilação. O mesmo procedimento foi repetido após a administração sublingual de 0,3 mg de nitroglicerina em oito doentes (quatro com síndroma X e um com síndroma X). quatro de uma "variante" de angina). No final desta experiência, verificaram que a hiperventilação induzia uma redução difusa do diâmetro dos troncos coronários epicárdicos, que era marginal nos doentes de controlo

(9±4%) e nos doentes com doença arterial coronária (5 ± 3%), mas grave (p < 0,001) nos doentes com angina variante (28 ± 14%) ou síndrome X (25 ± 13%). A determinação concomitante do fluxo sanguíneo coronário mostrou diminuições significativas (p < 0,001) nos doentes com angina variante (25 ± 11%) e síndrome X (28 ± 10%), mas não nos doentes do grupo de controlo (5 ± 8%) ou nos doentes com doença arterial coronária (4
± 5 %). Estes resultados indicam que os estímulos vasoconstritores podem desencadear uma resposta anormal difusa dos vasos epicárdicos e de resistência em alguns doentes com dor torácica e artérias coronárias angiograficamente normais. Os doentes com estas anomalias vasoconstritoras difusas são considerados como tendo uma única entidade patogénica com um espetro de manifestações no ECG que vão desde a depressão à elevação do segmento ST.

Este estudo evidenciou dois factos importantes:

•A espasticidade coronariana pode ocorrer em pacientes sem lesões ateroscleróticas, que podem apresentar sintomas de angina estável ou instável. Apesar da vasoconstrição coronária epicárdica difusa, a microcirculação continua a ser a principal responsável, como indicado pelas medições do fluxo sanguíneo coronário no seio coronário. Em alguns casos, as alterações funcionais podem ser exclusivas das pequenas ou grandes artérias; noutros casos, todos os componentes da árvore coronária podem estar envolvidos.
•A disfunção endotelial poderia, de facto, ser responsável por um aumento não específico da resposta a todos os estímulos vasoconstritores.

Dados mais recentes indicam que a disfunção endotelial está significativamente associada a uma resposta vasoconstritora epicárdica difusa à acetilcolina e a um maior número de eventos cardiovasculares adversos(8).

O termo "angina vasoespástica" foi oficialmente cunhado pela Sociedade Japonesa de Circulação em 2010(9). Como os autores referem nas suas recomendações, talvez fosse altura de rever o paradigma, existente desde 1959, de uma única forma de angina causada por um espasmo da artéria coronária e que produz uma elevação transitória do segmento ST, ou seja, a variante da angina. Uma artéria coronária pode estar parcialmente ocluída ou difusamente estreitada por um espasmo, causando ataques de angina mesmo com depressão do segmento ST. As directrizes indicam que "estas condições patológicas devem ser coletivamente referidas como angina vasoespástica". A angina variante, caracterizada pela elevação do segmento ST durante os ataques de angina, é um tipo de angina vasoespástica.

# ANATOMIA DA CIRCULAÇÃO CORONÁRIA

As artérias coronárias (AC) fornecem sangue oxigenado ao miocárdio; esta é uma etapa crucial no funcionamento do coração e, subsequentemente, na homeostase do organismo. As artérias coronárias ramificam-se e circundam o coração, cobrindo a sua superfície com uma rede de estruturas semelhantes a rendas. A palavra coronária deriva da palavra latina coronarius, que significa "pertencente a uma coroa". Em secção transversal, os vasos coronários assemelham-se a uma coroa inclinada e invertida, enrolada à volta das raízes dos grandes vasos.

## I. ANATOMIA MACROSCÓPICA

### A. Origens das artérias coronárias

As artérias coronárias nascem dos seios aórticos. A parte inicial da raiz da aorta, que abriga os folhetos da válvula aórtica, é ocupada pelos seios aórticos, também conhecidos como seios de Valsalva. Os seios aórticos estendem-se para além do bordo superior da cúspide e formam uma crista sinotubular bem definida, completa e circunferencial, quando vistos do lado da aorta. Dependendo da sua posição, esses seios são conhecidos como seios aórticos anterior, posterior esquerdo e posterior direito. A artéria coronária direita (ACD) origina-se do seio coronário anterior e o tronco comum esquerdo (TCE) do seio aórtico posterior esquerdo. Na terminologia clínica, os seios anterior, posterior esquerdo e posterior direito são frequentemente referidos como seio coronário direito, esquerdo e não-coronário, respetivamente(10), conforme descrito pela Nomina Anatomica(11). Deve-se notar que esta descrição se refere ao arranjo fetal do coração antes da rotação no sentido horário e não ao adulto, onde as posições correspondentes são anterior, posterior esquerda e posterior direita(12).

Em cerca de 50% dos seres humanos, uma "terceira artéria coronária" (artéria cónica) surge de um óstio separado no seio direito. Outros óstios menores podem ser encontrados no seio direito, dando origem a múltiplos ramos do ventrículo direito. Se a aorta contém apenas duas cúspides ou uma cúspide em vez das três habituais, a localização dos óstios coronários é geralmente a mesma como se a válvula fosse tricúspide em vez de bicúspide ou unicúspide(14).As artérias coronárias originam-se na raiz da aorta, estando os orifícios geralmente localizados na junção sino-tubular, com uma variabilidade de até 2,5 mm (5). As artérias coronárias direita e esquerda nascem perpendicularmente à aorta.

Com o objetivo de determinar a origem das artérias coronárias, Michela Muriago(15) examinou os orifícios arteriais coronários e a sua relação com a válvula aórtica para determinar o intervalo de normalidade em 23 adultos autopsiados sem patologia cardíaca. A artéria coronária esquerda origina-se no seio aórtico posterior esquerdo (de Valsalva) em 16 (69%) espécimes, acima da junção sinutubular em cinco (22%) e na junção em dois (9%). A artéria coronária direita originou-se no seio aórtico anterior em 18 (78%) espécimes, acima da junção em três (13%) e na junção em dois (9%). Um orifício coronário acessório foi encontrado no seio aórtico anterior em 17 (74%) espécimes, enquanto um terceiro orifício neste seio foi encontrado em cinco corações. Os orifícios arteriais coronários estão geralmente localizados nos seios aórticos abaixo da junção sinutubular, mas raramente estão localizados centralmente. Os orifícios coronários acessórios estão presentes na maioria dos seios aórticos anteriores.

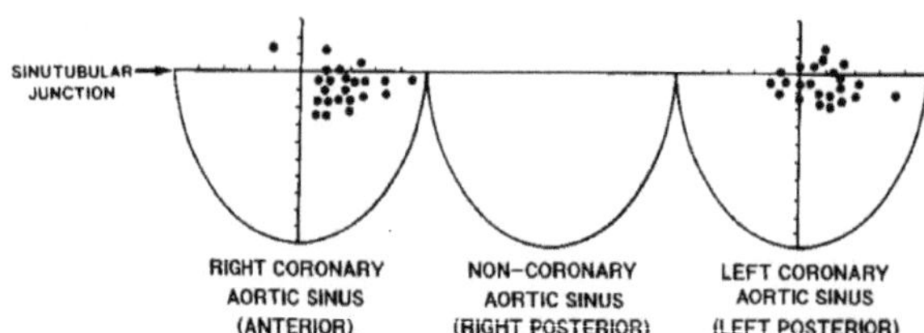


Figura 3: Diagrama mostrando a localização dos óstios coronários (pontos) em relação à junção sinutubular e as zonas de aposição entre os folhetos adjacentes. O aspeto é o de uma vista anterior da aorta aberta de forma plana após uma incisão vertical da sua parede anterior (14).

Noutra série publicada em 2010, Joshi SD(10) procurou descrever a anatomia normal e variante dos óstios das artérias coronárias em indivíduos indianos, com o objetivo de Realizou um estudo cadavérico numa população aleatória: foram dissecadas cento e cinco amostras de coração e estudado o número de óstios e a sua posição nos respectivos seios, bem como os seus desvios verticais e circunferenciais. Foram medidas as alturas das cúspides e dos óstios em relação ao fundo do seio. Os resultados encontrados foram os seguintes: não havia óstios na artéria pulmonar e no seio não-coronariano. O número de óstios nos seios aórticos variou de 2 a 5; múltiplos óstios foram observados principalmente no seio anterior. A maioria dos óstios estava localizada abaixo da crista sinutubular (89%) e na margem superior das cúspides ou acima dela (84%). Os óstios esquerdos estavam predominantemente localizados centralmente (80%), enquanto os óstios coronários direitos estavam frequentemente deslocados em direção ao seio aórtico posterior direito (59%).

Os resultados destas duas séries e de outras mostram que a configuração típica consiste em duas artérias coronárias, originadas respetivamente dos seios aórticos ou coronários esquerdo e direito, na aorta ascendente proximal. A localização preferencial dos óstios foi dentro do seio e acima das cúspides, mas abaixo da crista sino-tubular. Estes são os únicos dois ramos da aorta ascendente.

B. Rota e ramos de divisão

A rede coronária esquerda

Geralmente, um único orifício está localizado no seio aórtico esquerdo, cujo plano é inclinado de forma que o óstio da artéria coronária esquerda é superior e posterior ao da artéria coronária direita(16).

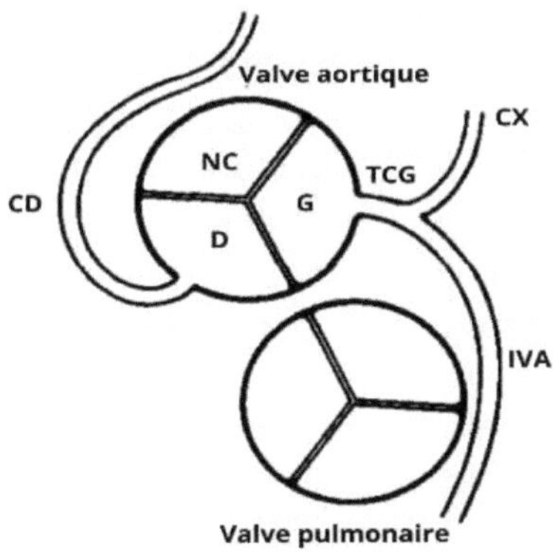


Figura 4: Origem das artérias coronárias (14)

13

Origina-se no tronco comum, que passa entre o tronco pulmonar e o átrio esquerdo no tecido adiposo subepicárdico, e tem geralmente entre 1 e 25 mm de comprimento(13). Segue seu curso na parte superior do sulco interventricular anterior, onde se bifurca em dois ramos terminais: o interventricular anterior e o circunflexo. Normalmente não se ramifica mais, mas raramente pode dar origem à artéria nodal sino-atrial(17).

É de salientar que este tronco comum pode estar completamente ausente, ou seja, as artérias interventricular anterior (AIV) e circunflexa (CX) surgem independentemente do seio aórtico esquerdo.

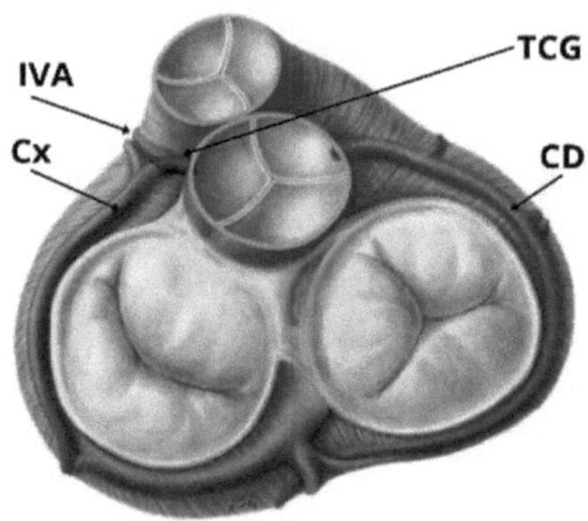


Figura 5: Relação do tronco comum esquerdo com a artéria pulmonar. TCG: tronco comum esquerdo, IVA: interventricular anterior, CX: circunflexa, CD: coronária direita (16)

A artéria interventricular anterior atravessa o septo interventricular, tem geralmente 10 a 13 cm de comprimento e dá origem a ramos que penetram no septo (perfurantes septais), e diagonais para irrigação da parede livre anterolateral do ventrículo esquerdo, passando depois em direção ao ápex para o sulco interventricular anterior. Supre uma grande parte do septo ventricular, incluindo os ramos direito e esquerdo do feixe do sistema de condução do miocárdio, as partes anterior e apical do ventrículo esquerdo e o músculo papilar anterolateral da válvula mitral. A artéria circunflexa (segundo ramo filho do TCG) passa sob o átrio esquerdo para alcançar o sulco atrioventricular esquerdo. Varia de acordo com a dominância, mas geralmente tem cerca de 6 a 8 cm de comprimento. Dá origem aos chamados ramos marginais para irrigação da parede lateral do VE. Em alguns casos, dá também um ramo atrás da aorta para a veia cava superior, para que possa irrigar o nó sinusal(18). Os diâmetros luminais das principais artérias coronárias esquerdas em adultos são os seguintes: TCG: 2,0-5,5 mm (média 4 mm); IVA: 2,0-5,0 mm (média 3,6 mm); circunflexa: 1,5-5,5 mm (média 3,0 mm)(13). Entre as duas pode surgir uma artéria intermédia, denominada bissectora, de modo a que o tronco comum esquerdo fique trifurcado (em cerca de 15% dos casos).

A coronária direita

A artéria coronária direita dominante tem normalmente cerca de 12-14 cm de comprimento, corre horizontalmente ao longo do sulco atrioventricular direito e dá

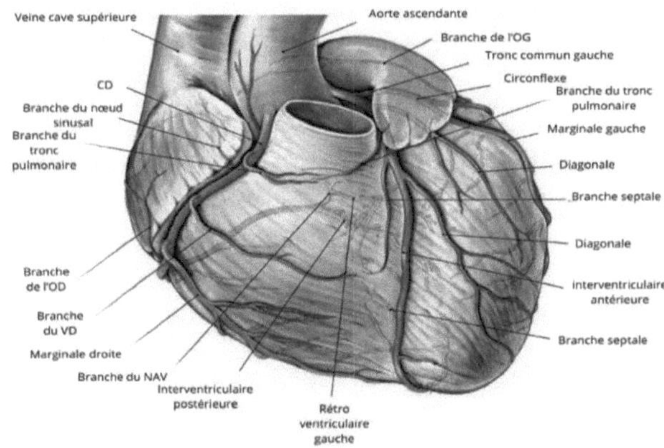


Figura 6. Sistema arterial coronário completo (18)

Origina-se no bordo marginal direito, irrigando o ventrículo direito. Prossegue no mesmo sulco até à face inferior do coração, onde se dirige para a frente ao nível da crista para dar origem à artéria interventricular posterior (AIP) em cerca de 90% da população humana (esta última nasce da CX nos restantes 10%), dirigindo-se para o ápex na face posterior ou diafragmática do coração(19). Supre o miocárdio posterior de ambos os ventrículos, o terço posterior do septo interventricular e o músculo papilar póstero-medial da válvula mitral. O seu diâmetro varia entre 1,5-5,5 mm, com uma média de 3,2 mm(13). Embora a VIA e a circunflexa geralmente diminuam de diâmetro à medida que se estendem a partir da bifurcação do tronco da coronária esquerda, a artéria coronária direita permanece relativamente constante em diâmetro até pouco antes da origem do seu ramo interventricular posterior.

As artérias coronárias sub-epicárdicas correm ao longo da superfície do coração, embebidas em quantidades variáveis de gordura sub-epicárdica. Porções destas artérias epicárdicas podem mergulhar no miocárdio e ser cobertas numa extensão variável (1 a vários mm) pelo músculo ventricular, conhecida como ponte miocárdica.

C.  Dominância coronária

A dominância cardíaca é ditada pelo ramo da artéria coronária que dá origem à IVP e supre a parede inferior, sendo caracterizada como esquerda, direita ou codominância (balanceada). Estima-se que 70-80% da população tenha um coração dominante direito, com a IPV proveniente da artéria coronária direita. Aproximadamente 5-10% da população tem um coração esquerdo dominante, com a IPV proveniente da artéria circunflexa, e aproximadamente 10-20% é codominante, com a IPV suprida tanto pela artéria circunflexa esquerda quanto pela artéria coronária direita(20).

D.  Veias coronárias

O sistema venoso dos músculos cardíacos corre paralelamente às artérias coronárias. A drenagem venosa do miocárdio do ventrículo esquerdo é completada pela veia interventricular e pela veia cardíaca magna, que drena para o seio coronário, localizado no sulco atrioventricular posterior direito, que por sua vez se esvazia na aurícula direita. As veias cardíacas anteriores são responsáveis pela drenagem do sangue do miocárdio do ventrículo direito diretamente para a aurícula direita

.

## II.  HISTOLOGIA DAS ARTÉRIAS CORONÁRIAS

Como todas as artérias, as artérias coronárias podem ser divididas em três camadas concêntricas:

•Uma camada interna (luminal): a íntima ;

•Uma camada intermédia: os meios de comunicação social ;
•Uma camada exterior: a adventícia(21).

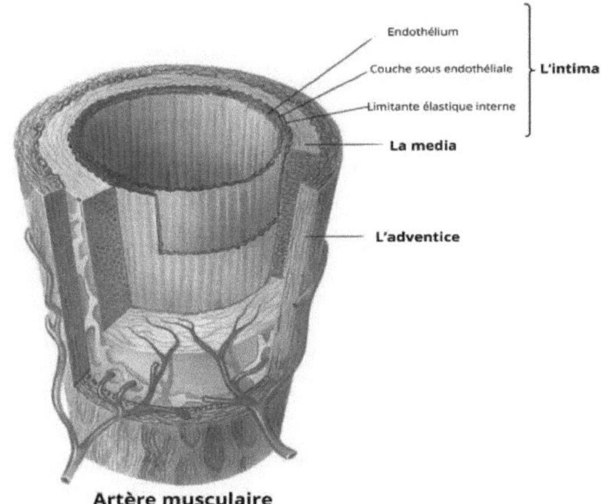



Figura 7. Estrutura histológica de uma artéria (21)

## A. A íntima

É constituído por uma camada de células endoteliais, uma camada subendotelial que contém tecido conjuntivo e células musculares lisas. O hélio é um epitélio especializado que forma uma parede luminal lisa e uma barreira de difusão selectiva entre o sangue e as outras camadas do vaso sanguíneo.

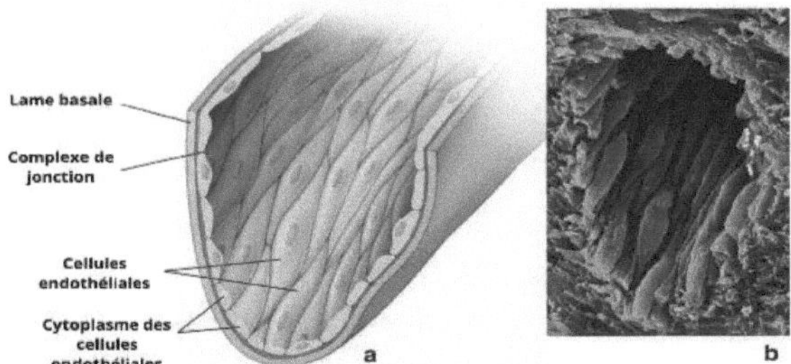



Figura 8. Esquema e micrografia eletrónica de varrimento do endotélio.

*a.* Este diagrama mostra a superfície luminal do endotélio. As células são alongadas com o seu eixo longo paralelo à direção do fluxo sanguíneo.

*b.* Micrografia eletrónica de varrimento mostrando as células do revestimento endotelial da parede. As células endoteliais vasculares são escamosas, poligonais e alongadas com o eixo longo na direção do fluxo sanguíneo. Os núcleos das células endoteliais também são alongados na direção do fluxo sanguíneo(22). Até há pouco tempo, o endotélio era considerado uma simples barreira que modulava a difusão. A informação atual indica que é, juntamente com a sua lâmina basal, altamente diferenciado para mediar e controlar ativamente a troca bidirecional de moléculas por difusão simples e ativa, endocitose mediada por receptores, transcitose e outros mecanismos(23). A camada íntima é separada da média por uma camada subendotelial esparsa de tecido conjuntivo e uma membrana elástica interna proeminente.

B. Os media

É constituída por várias camadas de células musculares lisas e tecido conjuntivo (fibras elásticas, colagénio, proteoglicanos). A quantidade de O número de células musculares lisas é maior nas artérias coronárias epicárdicas do que noutros vasos elásticos. A média é constituída por 40 camadas de músculo liso orientado circunferencialmente ou helicoidalmente. A espessura da média normal varia de 125 a 350 μm (200 μm em média). A camada média é separada da camada adventícia pela membrana elástica externa. A membrana elástica externa é composta por camadas interrompidas de elastina e é consideravelmente mais fina do que a membrana elástica interna. Os axónios nervosos não mielinizados aderem firmemente ao bordo exterior da membrana elástica externa(13).

C. Ervas daninhas

A camada adventícia é constituída por tecido fibroso (colagénio, fibras elásticas) rodeado por vasa vasorum, nervos e vasos linfáticos. Os feixes de colagénio que a envolvem estão orientados principalmente no sentido longitudinal. A orientação do colagénio e a natureza relativamente "solta" da adventícia permitem alterações contínuas no diâmetro da coronária. A espessura da adventícia varia de 300 a 500 μm(13).

# FISIOLOGIA DA CIRCULAÇÃO CORONÁRIA

Em comparação com os restantes órgãos, o coração é considerado muito ativo metabolicamente, com o maior consumo de oxigénio. Com efeito, sabemos que a extração média de oxigénio pelo miocárdio é de 60 a 70% em condições fisiológicas de repouso, o que se traduz numa pO2 venosa coronária de cerca de 20 mm Hg. Esta necessidade de oxigénio é satisfeita pela circulação coronária, que é responsável pelo fornecimento de sangue ao miocárdio e representa cerca de 5% do débito cardíaco(24).

As artérias coronárias são compostas por duas partes:

• Parte epicárdica superficial representada pelos troncos coronários, que são de grande calibre e responsáveis pela condução do fluxo sanguíneo.

• Parte intramuscular constituída por vasos mais pequenos que se desenvolvem no interior do miocárdio; os seus vários ramos e arteríolas oferecem uma maior resistência mas um melhor controlo do fluxo sanguíneo. Um fluxo sanguíneo adequado nos vasos coronários é essencial para evitar a isquémia e manter a integridade do tecido miocárdico. Dependendo da frequência ventricular, da contratilidade e das pressões, a necessidade de oxigénio do miocárdio pode ser multiplicada por vários e, devido ao elevado consumo básico de oxigénio do miocárdio, o aumento da extração de oxigénio é muito limitado porque já está no seu máximo, pelo que a maior parte desta necessidade tem de ser satisfeita por um aumento do fluxo coronário.

O fluxo sanguíneo para a maioria dos tecidos ocorre durante a sístole devido ao aumento da pressão na aorta e nos seus ramos distais. O fluxo sanguíneo nos vasos coronários, no entanto, não segue esse padrão e atinge seu pico durante a diástole ventricular. Este aspeto invulgar resulta da compressão externa dos vasos coronários pelo tecido miocárdico durante a sístole. Essa força compressiva é exercida mais fortemente nas camadas subendocárdicas do que na região epicárdica e é tão forte que leva à cessação total ou mesmo à reversão do fluxo coronariano, principalmente nos vasos intramusculares do ventrículo esquerdo mais espessos. Quando os ventrículos relaxam durante a diástole, os vasos coronários deixam de ser comprimidos e o fluxo sanguíneo normal é retomado. Uma caraterística particular do ventrículo direito é o facto de gerar pressões mais baixas para perfundir a circulação pulmonar. Como resultado, as pressões do ventrículo direito são muito mais baixas do que as pressões exercidas pelo ventrículo esquerdo. A perfusão do ventrículo direito ocorre principalmente na sístole, pois a pressão sistólica da aorta excede a pressão sistólica do ventrículo direito. O ventrículo direito também é perfundido em menor grau na diástole, quando a pressão diastólica final da aorta excede a pressão diastólica final do ventrículo direito por um diferencial menor(25).

## I. OS FACTORES DETERMINANTES DO FLUXO FLUXO SANGUÍNEO CORONÁRIO

A pressão de perfusão coronariana (PPC) é determinada pelo gradiente entre a pressão arterial diastólica aórtica e a pressão diastólica final do ventrículo esquerdo(26-28), e esse gradiente é vital, pois é responsável pela perfusão miocárdica. O aumento do fluxo coronário, quer pelo aumento da pressão de perfusão coronária, quer pela indução de vasodilatação coronária, é a principal forma de aumentar o fornecimento de oxigénio ao miocárdio.

Os principais factores determinantes do fluxo sanguíneo coronário são :

A. Pressão aórtica

Tal como em qualquer leito vascular, o gradiente de pressão disponível é um fator determinante do fluxo sanguíneo. A capacidade do coração para gerar pressão arterial sistémica depende, obviamente, de um fluxo sanguíneo coronário adequado. A pressão aórtica representa a pós-carga do ventrículo esquerdo, e uma mudança na pressão aórtica também leva a uma mudança no metabolismo miocárdico.

B. Compressão extravascular do miocárdio

O miocárdio ventricular gera pressão suficiente em cada batimento para praticamente parar o influxo coronário durante a sístole. Isto significa que a maior parte deste fluxo coronário ocorre durante a diástole. Se a pressão intra-miocárdica (tecidual) durante a diástole for alta pressão intraventricular (cavidade), particularmente nas camadas subendocárdicas do coração, pode haver compressão da circulação coronariana.

## C.Metabolismo do miocárdio

Tal como noutros leitos vasculares, a circulação coronária é controlada por factores locais. Um aumento do metabolismo cardíaco é acompanhado por uma vasodilatação coronária funcional. O metabolismo cardíaco aumenta com a frequência cardíaca e o desenvolvimento da pressão ventricular.

## D.Controlo neuronal

Os vasos coronários são inervados pelas divisões parassimpática e simpática do sistema nervoso autónomo. A ativação parassimpática causa vasodilatação coronária, enquanto o efeito direto da ativação simpática é a vasoconstrição.

## II.  AUTO-REGULAÇÃO DO FLUXO CORONÁRIO

É importante notar que a CPAP não é o único determinante do fluxo sanguíneo coronariano. A autorregulação coronariana, definida por Johnson como "a tendência intrínseca de um órgão em manter um fluxo sanguíneo constante, apesar das variações na pressão de perfusão arterial"(29), descreve o processo que permite que o fluxo sanguíneo coronariano corresponda à demanda miocárdica dentro de uma faixa de CPAP de 60 a 180 mmHg(30). A vasoconstrição e a vasodilatação coronariana são responsáveis pela autorregulação; quando a CPAP é reduzida, a vasodilatação melhora o fluxo, e o oposto é verdadeiro quando a CPAP se torna mais alta(26,27).

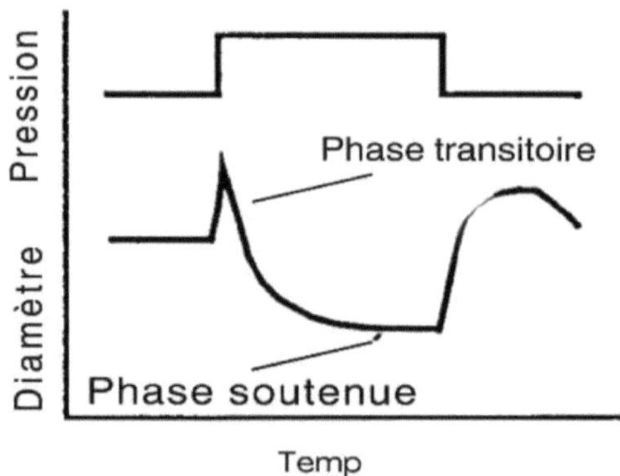


Figura 9. Comportamento miogénico: resposta miogénica prototípica de uma arteríola canulada a um aumento progressivo da pressão. (33)

Esta modulação do fluxo não é possível sem um tónus muscular basal, a chamada resposta miogénica vascular, inicialmente descrita por Bayliss em 1902(31), e cujos trabalhos em gatos, cães e coelhos permitiram chegar às seguintes conclusões:

• "A camada muscular das artérias reage, tal como o músculo liso noutras situações, a uma força de estiramento contraindo-se".

• "Também reage a uma redução da tensão relaxando, o que, naturalmente, só acontece quando está num estado tonificado".
• "Estas reacções são independentes do sistema nervoso central e são de natureza miogénica.
• "São obtidos tanto em vasos no seu estado normal no organismo como em artérias colhidas algumas horas após a morte" (31).

Esta resposta miogénica é definida como a capacidade do músculo liso vascular para se contrair em resposta a um aumento da força transmural (ou seja, da pressão de perfusão). Por extensão, uma diminuição da pressão intravascular é seguida por um colapso transitório do diâmetro seguido de dilatação(32). Pensa-se que este comportamento representa os esforços do vaso para minimizar o stress da parede, de acordo com a lei de Laplace:

E. Tensão parietal Pressão x espessura da parede de rayon

Além disso, permite a manutenção de um certo grau de força ativa a pressões intravasculares normais, ou seja, o "tónus" basal ou miogénico, que permite que a resistência microvascular seja modulada em ambas as direcções pela ação de vasodilatadores e vasoconstritores. A Figura 9 ilustra um exemplo de comportamento miogénico, mostrando a resposta miogénica prototípica de uma arteríola canulada a um aumento progressivo da pressão. Após o platô de pressão, a distensão passiva inicial é seguida por duas fases de constrição; quando o platô de pressão é liberado, a arteríola entra em colapso transitório e depois se dilata(33).

Com base nesta relação entre o diâmetro do vaso e a extensão da resposta miogénica, pensa-se que a resposta miogénica desempenha um papel importante na manutenção do tónus vascular basal. É, portanto, na presença deste tónus vasomotor de fundo que os factores não miogénicos têm uma influência bidirecional na regulação do fluxo coronário, necessária para equilibrar o fornecimento de oxigénio ao miocárdio e o metabolismo oxidativo do miocárdio.

Portanto, o CPAP representa o gradiente de pressão através da vasculatura coronariana, enquanto a resistência é mediada pela autorregulação para fornecer as taxas de fluxo necessárias(34). Múltiplos fatores são responsáveis pela vasomotricidade coronariana, que ocorre na autoregulação:

- Factores neuro-hormonais,
- Factores endócrinos,
- Factores metabólicos,
- Factores derivados do endotélio.

A. Factores neuro-hormonais

Os vasos coronários estão entre os vasos mais inervados do corpo, como descrito no trabalho de H. H. Woollard em 1926, quando falou desta inervação simpática e parassimpática(35).

Estudos posteriores de microscopia eletrónica mostraram que as fibras nervosas estão localizadas na parede vascular coronária e que as pequenas artérias e arteríolas contêm mais terminações nervosas do que as grandes artérias coronárias(36,37). Os principais troncos simpáticos parecem estar localizados no epicárdio ao lado das artérias coronárias, com penetração transmural para inervar o restante do miocárdio. Por outro lado, as principais vias parassimpáticas ventriculares permanecem epicárdicas até cruzarem o sulco AV, onde as fibras vagais penetram no miocárdio para se localizarem principalmente no subendocárdio ventricular(38,39).

Em geral, os nervos simpáticos libertam norepinefrina, neuropeptídeo Y e ATP, enquanto os nervos parassimpáticos libertam acetilcolina e polipeptídeo intestinal vasoativo(34).

A expressão dos receptores adrenérgicos varia ao longo da árvore coronária, com os adrenoreceptores ☐1 predominantemente expressos nas artérias epicárdicas maiores, e os adrenoreceptores ☐2 predominantemente localizados na microcirculação <100 µm de diâmetro. A ativação destes receptores provoca uma vasodilatação acentuada (40).

O local primário para os a-adrenoceptores parece estar mais a montante na circulação coronária, com muitos estudos a apoiarem uma distribuição não uniforme de a1-adrenoceptores em grandes artérias e a2-adrenoceptores em pequenas artérias e grandes arteríolas. Curiosamente, a avaliação funcional das respostas dos a- e ☐-adrenoceptores à noradrenalina em vasos coronários isolados e pressurizados revelou uma constrição dose-dependente dos vasos com mais de 100 µm de diâmetro e uma dilatação dos vasos com menos de 100 µm de diâmetro(34). Esta ação, descrita como paradoxal, parece minimizar o "voo" coronário ao induzir vasoconstrição dos vasos proximais com dilatação dos vasos distais, mas nos estudos mais recentes não temos evidência sólida a favor de um melhor fluxo sanguíneo para as camadas internas do miocárdio ou melhor função/metabolismo com a vasoconstrição coronária a- adrenérgica, porque este fenómeno não é tão robusto como muitos outros mecanismos de regulação do fluxo sanguíneo coronário e pode ser facilmente anulado(41).

As respostas do fluxo sanguíneo coronário à ativação dos receptores muscarínicos, através da administração de acetilcolina (Ach) ou estimulação vagal, são altamente dependentes da espécie e da concentração, com experiências na maioria dos modelos animais e vasos humanos saudáveis a demonstrarem uma vasodilatação significativa dependente do endotélio em vasos com diâmetros entre 50 e 400 µm (42,43). A vasodilatação coronária muscarínica tem sido atribuída aos receptores M1 e M2, sendo que a estimulação dos receptores M2 resulta na redistribuição do fluxo sanguíneo para o subendocárdio (44,45).

B. Factores endócrinos

Angiotensina II

A angiotensina II, um vasoconstritor altamente potente, é um octapeptídeo produzido pela clivagem da angiotensina I pela enzima de conversão, que é expressa no coração e no endotélio coronário. Quando administrado por via intravenosa, provoca um aumento modesto, dependente da concentração, do fluxo sanguíneo coronário mediado pela vasoconstrição periférica e um aumento da pressão arterial sistémica com estimulação secundária dos mecanismos vasodilatadores metabólicos locais. Em contraste, a administração intracoronária de angiotensina II induz uma vasoconstrição coronária pronunciada que é completamente abolida pela inibição dos receptores AT1 com telmisartan(34,46).

Vasopressina

A hormona antidiurética (ADH) tem por função reter a água no organismo e é também capaz de provocar vasoconstrição, daí o seu nome: vasopressina. É de notar que a atividade pressora da vasopressina depende do endotélio e parece estar ligada ao diâmetro da artéria coronária em questão, no sentido em que em artérias com um diâmetro superior a 100 µm provoca uma vasodilatação dependente do endotélio. Em contrapartida, em artérias com menos de 90 µm de diâmetro, está demonstrado que provoca vasoconstrição, como demonstrado no trabalho de Meyrs et al(47) que examinaram o papel do endotélio na modulação das respostas à acetilcolina, vasopressina e trombina e compararam estas respostas com as observadas nos grandes vasos epicárdicos. Eles descobriram que, nos grandes vasos, a vasopressina provoca vasodilatação que é reduzida pela eliminação do endotélio. O mesmo resultado foi relatado por Katusic et al (48). Por outro lado, em pequenos vasos coronários, a vasopressina apenas produziu vasoconstrição que foi reforçada pela adição de hemoglobina(34,47).

Histamina

A histamina é um mediador essencial nas respostas alérgicas e inflamatórias. Quando libertada pelas células imunes, modula o tónus vascular através de dois receptores distintos (H1 e H2), resultando em vasodilatação arteriolar através dos receptores H2, cuja presença foi demonstrada na circulação coronária. Nakayama et al(49) , no seu estudo da resposta histamínica das coronárias porcinas, verificaram que as artérias epicárdicas respondiam à histamina com maiores reduções de diâmetro. Em contraste, mostraram que os vasos de resistência quase não se contraíram à histamina, mesmo na concentração mais elevada utilizada para contrair os vasos de condutância epicárdicos. A mesma observação foi feita por Ginsburg et al (50), que relataram maior sensibilidade à vasoconstrição induzida pela histamina nas partes proximais do que nas partes distais das grandes artérias coronárias humanas. Nos seres humanos, os receptores H1 no endotélio coronário estimulam a libertação d e  óxido nítrico a um nível suficiente para induzir uma vasodilatação coronária em resposta à histamina exógena. No entanto, o papel da histamina endógena na regulação do tónus vascular coronário em resposta a um estímulo fisiológico ainda não foi demonstrado(34).

C.  Factores do metabolismo

O tónus vasomotor é determinado quase exclusivamente pela procura local de oxigénio metabólico. Dado que o ventrículo esquerdo extrai cerca de 70-80% do oxigénio fornecido pelo sangue arterial em condições de base, é essencial que existam mecanismos que assegurem a manutenção do tónus vasomotor do ventrículo esquerdo.

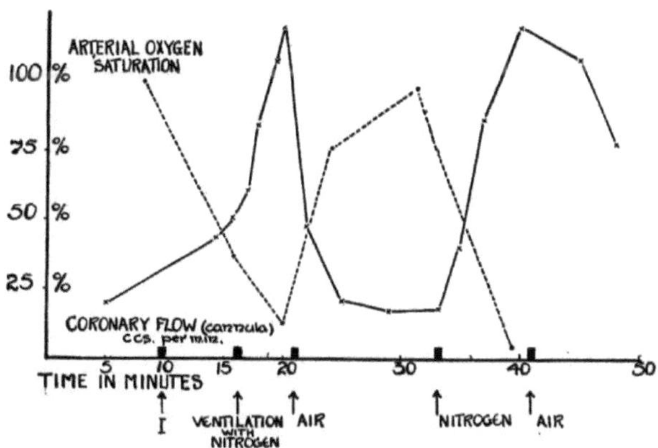



Figura 10: Efeito no fluxo coronário de uma redução da saturação de O2 no sangue arterial (51)

As alterações no metabolismo do miocárdio (procura) são equilibradas por alterações concordantes e proporcionais no fornecimento de oxigénio. Estes mecanismos são complexos e ainda não totalmente compreendidos, envolvendo várias vias e metabolitos.

Papel do oxigénio

O papel da hipóxia no aumento do fluxo coronário é conhecido desde os trabalhos de Hilton e Eicholtz(51) , que estudaram o comportamento do fluxo coronário em cães em função da saturação de oxigénio.

Tem sido sugerido um papel para a ativação dos sensores de oxigénio nas arteríolas terminais e capilares, que iniciam as respostas vasodilatadoras, na génese da vasodilatação hipóxica conduzida desde a sua origem até às arteríolas de resistência distantes (52-54). Um papel para o endotélio como potenciador, bem como para outros metabolitos, também tem sido debatido por vários autores(34).

Papel do potássio

O potássio tem sido proposto como um potencial regulador do fluxo sanguíneo coronário, sendo o seu papel na vasodilatação conhecido desde os trabalhos de Konold et al. Em 1968(55) demonstraram que a lavagem do exterior de uma artéria coronária com uma solução contendo potássio provocava vasodilatação que desaparecia, dando lugar a vasoconstrição se a concentração fosse excessiva (geralmente >20 mmol/L), desde então vários estudos não produziram resultados unânimes, levando a concluir que, embora o potássio possa ter um papel transitório no início da vasodilatação metabólica, é pouco provável que contribua para o aumento do fluxo sanguíneo coronário em resposta ao aumento do metabolismo miocárdico(34).

Adenosina

Berne, em 1963(56), foi o primeiro a sugerir um papel da adenosina no controlo metabólico local do fluxo sanguíneo coronário, realizando experiências em corações isolados de gatos perfundidos com solução de Tyrode e em corações intactos de cães de peito aberto. A hipóxia cardíaca conduziu a uma diminuição da resistência vascular coronária e à libertação de quantidades significativas de inosina e hipoxantina (produtos de degradação da adenosina) pelo miocárdio. que propõe o potente fator vasodilatador adenosina (um produto de degradação do ATP) como o principal fator libertado pelo miocárdio em proporção ao aumento do metabolismo oxidativo do miocárdio e/ou à redução da oxigenação do miocárdio. O aumento das concentrações de adenosina no interstício cardíaco aumenta então o fluxo sanguíneo coronário através da ativação de receptores específicos nas células musculares lisas vasculares coronárias(34).Esta hipótese fascinante não foi apoiada por estudos subsequentes, que não conseguiram mostrar qualquer efeito significativo no fluxo coronário; citamos aqui o trabalho de Bache et al. em 1988(57) que, para verificar esta hipótese, examinaram a hiperémia ativa associada ao exercício gradual em passadeira e a hiperémia reactiva coronária em cães acordados e cronicamente instrumentados, após infusão intracoronária de adenosina desaminase (5 unidades/kg/min durante 10 minutos) e após bloqueio dos receptores de adenosina pela 8-fenilteofilina. Concluíram que: ...embora a adenosina desaminase e a 8-fenilteofilina antagonizassem a vasodilatação coronária em resposta à adenosina exógena e atenuassem a hiperemia reactiva coronária, nenhum dos agentes alterou a vasodilatação coronária associada ao aumento da procura de oxigénio pelo miocárdio induzido pelo exercício. Estes resultados não confirmam que a adenosina desempenhe um papel importante na vasodilatação coronária durante o exercício... Na mesma linha, Yada et al (58), em 1999, conceberam uma experiência em que o consumo de oxigénio pelo miocárdio foi aumentado por estimulação cardíaca. A taquicardia da estimulação evitou os efeitos vasculares directos da vasoconstrição mediada pelos receptores a-adrenérgicos e da vasodilatação mediada pelos receptores □-adrenérgicos. Verificaram que a concentração intersticial de adenosina não atingia níveis vasoactivos antes ou durante o bloqueio dos receptores de adenosina, indicando que a adenosina não é importante no controlo metabólico local do fluxo sanguíneo coronário. Em conjunto, estes dados indicam que, embora a adenosina seja capaz de induzir uma potente vasodilatação, estes efeitos não são fisiologicamente evidentes, a menos que o fornecimento de oxigénio ao miocárdio esteja comprometido (isto é, o miocárdio está isquémico)(34).

Espécies reactivas de oxigénio (H2O2)

Uma das teorias mais recentes é a das espécies reactivas de oxigénio. O superóxido é produzido por vários sistemas enzimáticos

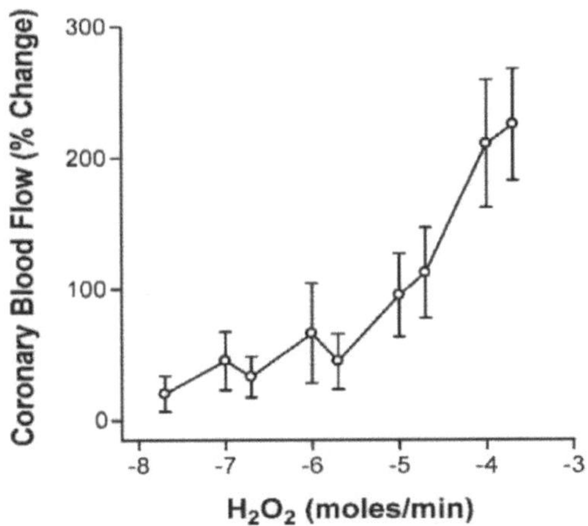

Figura 11. A infusão intracoronária de H2O2 aumenta o fluxo sanguíneo de forma dose-dependente (61).

na célula secundária à respiração mitocondrial(59) e é convertido em peróxido de hidrogénio (H2O2) pela superóxido dismutase. O H2O2 pode ser degradado pela catalase, formando H2O e uma molécula de oxigénio(60). Quando administrado exogenamente, as propriedades vasodilatadoras do H2O2 são bem conhecidas desde os trabalhos de Rogers et al(61) que demonstraram, em 2006, que a infusão intracoronária de H2O2 aumentava o fluxo sanguíneo de forma dose-dependente (Fig. 11) sem alteração da frequência cardíaca ou da pressão arterial, sugerindo que os efeitos cardiovasculares se limitavam à circulação coronária. Além disso, nem a desnudação do endotélio nem a inibição da ciclo-oxigenase alteraram o relaxamento dos anéis arteriais induzido pelo H2O2, sugerindo uma ação direta no músculo liso vascular e que esta vasodilatação coronária redox-sensível induzida pelo H2O2 é mediada por canais K sensíveis à 4-aminopiridina. Além disso, não se deve esquecer que o H2O2 tem um papel como fator hiperpolarizante derivado do endotélio, que será discutido mais adiante.

D.Factores derivados do endotélio.

Óxido nítrico (NO)

Desde o início dos anos 80 que se suspeita do envolvimento do endotélio vascular na regulação do tónus arterial em resposta a vários estímulos (por exemplo, acetilcolina, bradicinina, histamina, serotonina, etc.)(62), através de um "fator de relaxamento derivado do endotélio" (EDRF) que foi posteriormente identificado como sendo o óxido nítrico(63).

O NO, um gás molecular, é formado enzimaticamente a partir da L-arginina por três isoformas da óxido nítrico sintase (NOS)(64) :

• NOS de tipo neuronal (nNOS, NOS1),
• NOS induzida por citocinas ou macrófagos (iNOS, NOS2),
• NOS de tipo endotelial (eNOS, NOS3).

Estas três enzimas catalisam a conversão da L-arginina em L-citrulina, com a produção de óxido nítrico. As células endoteliais expressam constitutivamente a eNOS, gerando níveis relativamente baixos de NO que são rigorosamente controlados por factores reguladores. Em contrapartida, a iNOS não é normalmente expressa, mas quando induzida por citocinas inflamatórias, pode gerar grandes quantidades de NO, muito superiores às produzidas pela eNOS. O NO é um mediador parácrino; quando é produzido e libertado pelas células, penetra facilmente nas membranas biológicas das células vizinhas, modulando uma série de cascatas de sinalização. Como tem uma semi-vida extremamente curta, os seus efeitos são locais e transitórios. O alvo celular do NO é a guanilato ciclase solúvel, que quando estimulada provoca a síntese de guanosina monofosfato cíclico (GMPc) a partir de guanosina trifosfato, aumentando assim os níveis citosólicos de GMPc e induzindo a hiperpolarização do músculo liso vascular através da abertura de canais de K+, resultando em vasodilatação(65,66).

Factores de dilatação derivados da ciclo-oxigenase

Trata-se de metabolitos do ácido araquidónico, que se encontra na membrana plasmática de quase todas as células do organismo. Uma vez libertado, é metabolizado em diferentes substratos através da ciclo-oxigenase, responsável pela produção de prostaglandinas, que incluem uma variedade de compostos vasoactivos, como a prostaglandina I2 (PGI2 ou prostaciclina) vasodilatadora, bem como os compostos vasoconstritores prostaglandina H2 e tromboxano A2. As acções vasodilatadoras vasculares da prostaciclina são mediadas pela atividade da adenilil ciclase/AMP nos canais de K+. (67-69)

Factores hiperpolarizantes derivados do endotélio

Foram identificados numerosos factores hiperpolarizantes derivados do endotélio (70-74):

- Metabolitos do citocromo P-450 do ácido araquidónico,
- $H_2O_2$,
- Potássio,
- $H_2S$,
- Anandamida
- Nitroxil.

Entre estes factores, o $H_2O_2$ é um dos mais importantes reguladores do tónus vascular coronário em resposta a uma variedade de estímulos, incluindo o estiramento cíclico, a tensão de cisalhamento e agonistas fisiológicos como a bradicinina e a acetilcolina. Medeia a vasodilatação através de efeitos directos no músculo liso vascular e pode facilitar a amplificação e/ou o prolongamento da hiperpolarização das células endoteliais através da abertura dos canais KCa (71).

Factores vasoconstritores derivados do endotélio

- A endotelina-1 é o vasoconstritor mais potente e mais duradouro. É um péptido de 21 aminoácidos produzido pela enzima de conversão da endotelina. A ligação da endotelina-1 aos receptores ETA ou ETB no músculo liso leva a uma vasoconstrição potente que pode durar vários minutos (75,76).

• Os factores de constrição derivados da ciclo-oxigenase: a prostaglandina H2 e o tromboxano A2 produzem uma vasoconstrição marcada na circulação coronária, mas não há evidência significativa do seu papel na regulação do tónus vascular coronário em condições fisiológicas normais. Por outro lado, numerosos estudos têm destacado o papel fisiopatológico do tromboxano A2 e da serotonina em condições patológicas como a ativação das artérias coronárias. plaquetárias (77) e lesões endoteliais. Estes factores estão envolvidos no vasoespasmo coronário(78).

# EPIDEMIOLOGIA

O espasmo coronário continua a ser a principal causa de isquémia miocárdica sem obstrução das artérias coronárias (INOCA)(79) , sendo a sua prevalência difícil de estimar, variando entre 3% e 95% dos doentes que apresentam um enfarte do miocárdio sem obstrução das artérias coronárias (MINOCA)(80) ; Esta grande diferença depende de muitos factores, nomeadamente da apresentação clínica e seleção dos doentes nos estudos, da definição e critérios de diagnóstico do espasmo, da presença ou ausência de doença coronária aterosclerótica associada, com todos os riscos de não reconhecimento do espasmo, sobretudo se não forem realizados testes de provocação por rotina, da origem étnica dos doentes, etc. Num estudo publicado em 2006 por Raffaele Bugiardini et al(81) com o objetivo de investigar os resultados e métodos de estratificação de risco em doentes com MINOCA em síndroma coronária aguda sem elevação do segmento ST, foram analisados dados angiográficos de 7656

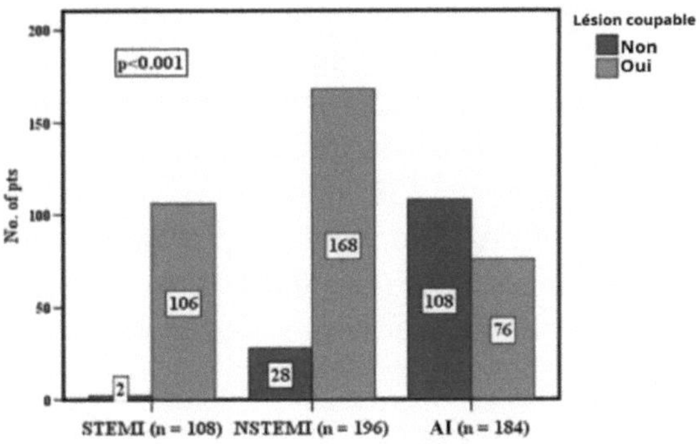


Figura 12: Distribuição das diferentes apresentações de SCA de acordo com a presença ou ausência de uma lesão culpada. NSTEMI enfarte do miocárdio sem supradesnivelamento do segmento ST; STEMI enfarte do miocárdio com supradesnivelamento do segmento ST; UA angina instável(83).

Os doentes foram agrupados a partir de 3 ensaios de trombólise no enfarte do miocárdio (TIMI): (TIMI 11B, TIMI 16 e TIMI 22). Um total de 6.955 doentes tinham obstrução coronária e 701 tinham doença coronária não obstrutiva, representando uma incidência de 9,1%.Num estudo mais recente(82) de 2.442 doentes com síndromes coronários agudos sem elevação do segmento ST com níveis elevados de troponina, 197 (8,8%) tiveram MINOCA.

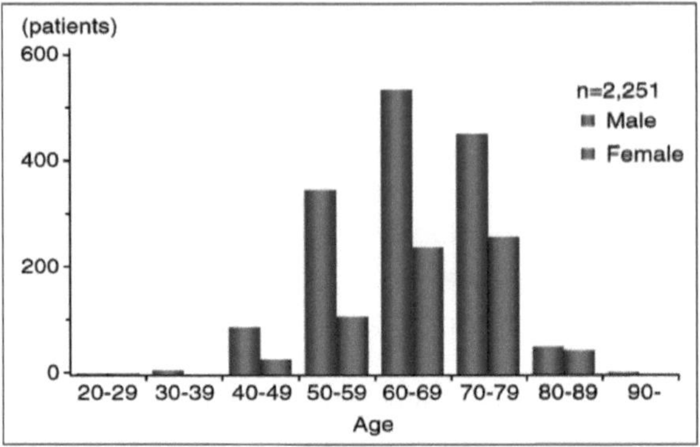


Figura 13: Distribuição etária da angina de peito na população japonesa. (84)

Num outro estudo publicado em 2008 por Ong et al(83), cujo objetivo era avaliar a incidência de espasmo coronário, todos os doentes com suspeita de SCA submetidos a coronariografia e sem lesão culpada realizaram um teste de provocação intracoronário com acetilcolina. Dos 488 pacientes consecutivos, 138 não apresentavam lesão culpada (28%). Vinte e dois foram excluídos por outros diagnósticos. O teste de ACH foi efectuado em 86 dos restantes 116 doentes. O espasmo coronário foi detectado em 42 pacientes, representando uma incidência de 49%. (Fig. 22)

O espasmo é mais frequente nos homens do que nas mulheres, como demonstrado num estudo publicado no Japão em 2000(84) que envolveu 2.251 doentes com angina (idade média de 65,2 anos) internados em 15 grandes instituições médicas cardiovasculares do Japão em 1998. Verificamos também que a prevalência de angina nos homens aumenta com a idade, e que nas mulheres a prevalência de angina nos homens aumenta com a idade. Nas mulheres, a incidência de angina começa a aumentar na idade média da menopausa, por volta dos 50 anos, e as diferenças de incidência entre os géneros deixam de existir a partir dos 80 anos (Fig.23). Estes resultados são semelhantes aos encontrados por Hung et al. em 2010(85): num estudo de 722 doentes submetidos a coronariografia diagnóstica, 408 doentes apresentavam espasmo coronário, com uma idade média de 59 ± 12 anos e 69% eram homens. Um fator importante a ter em conta na tentativa de explicar esta diferença entre sexos é a particularidade da manifestação clínica nas mulheres, que têm menor probabilidade de apresentar angina típica ou de realizar angiografia, pelo que o subdiagnóstico poderá ser mais frequente. Para além desta diferença, o espasmo das artérias epicárdicas parece ser mais frequente nos homens e o espasmo microvascular nas mulheres(86).Os doentes japoneses têm uma probabilidade muito maior de desenvolver vasoespasmo das artérias coronárias do que os doentes caucasianos, sendo o risco estimado em alguns estudos como 3 vezes superior. No entanto, nenhum estudo conseguiu determinar se este fenómeno está relacionado com factores genéticos ou ambientais(87,88).

Por fim, é de salientar a associação bastante frequente entre espasmo e ponte miocárdica(89), o que poderá ser explicado pelo facto de se pensar que o aumento da tensão mecânica e das forças de cisalhamento secundárias à compressão na ponte conduzem a disfunção endotelial e a uma maior suscetibilidade ao espasmo(87,90).

# CARACTERÍSTICAS CLÍNICAS

## III. SÍNDROME ISQUÉMICO DO MIOCÁRDIO

A manifestação clínica da isquémia do miocárdio por espasmo coronário é o desconforto torácico, que é praticamente semelhante ao da angina de esforço estável, aliás reproduz as suas principais características, nomeadamente em termos de localização, irradiação e tipo, sendo descrito como(91) :

• Dor localizada no tórax, junto ao esterno ou retroesternal; mas pode ser sentida na região epigástrica; uma das suas principais características é o facto de ser vaga e não poder ser indicada por um único dedo(9),
• Irradia para o maxilar inferior ou para os dentes, entre as omoplatas, ou para baixo em ambos os braços até ao pulso e aos dedos.
• A sensação é de pressão, opressão ou peso, por vezes como estrangulamento, constrição ou queimadura.
• Pode ser acompanhada de falta de ar, suores frios e mal-estar, náuseas, vómitos ou agitação. É uma dor angustiante, por vezes com uma sensação de morte iminente. Por vezes, é acompanhada de síncope.

De facto, a apresentação clínica do espasmo coronário típico, tal como descrito acima, está sujeita a uma variabilidade considerável, que está relacionada com a duração do episódio espástico.

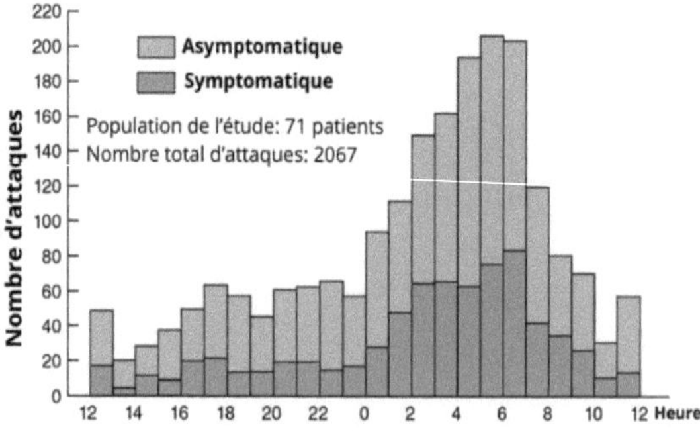


Figura 14: Variação diurna dos ataques de espasmo coronário (9).

Os episódios mais longos são responsáveis pelas SCA (angina instável, NSTEMI e STEMI) e pela morte súbita(79). A isquémia silenciosa, frequentemente observada durante um episódio curto, tem sido relatada como sendo duas vezes mais frequente do que a angina de peito e a dor torácica, que são considerados os sintomas mais comuns (Fig. 24)(92).

As crises de angina por espasmo coronário persistem frequentemente durante mais tempo do que as crises de angina de esforço por lesões orgânicas. É interessante notar a variabilidade circadiana caraterística (Fig. 24), com o espasmo a ocorrer regularmente em repouso e de manhã cedo, entre a meia-noite e as 5 da manhã, e especialmente durante o exercício ligeiro(9).


## IV. EXAME CLÍNICO

Os sinais clínicos variam ao longo do tempo: fora da crise, o exame pode ser perfeitamente normal, enquanto na fase crítica pode haver :

•Ritmo galopante e sopro sistólico associados a perturbações cinéticas e regurgitação mitral isquémica.
•Hipotensão
•Batimento cardíaco rápido ou irregular associado a arritmias (bloqueio atrioventricular total, taquicardia ventricular e fibrilhação ventricular).

Uma minoria de doentes pode apresentar uma anomalia mais sistémica do tónus vasomotor; isto pode incluir sintomas de enxaqueca e fenómeno de Raynaud(93).

## V.  ALTERAÇÕES ELECTROCARDIOGRÁFICAS

As alterações ECG que ocorrem durante uma crise espástica incluem elevação do segmento ST num território miocárdico da artéria culpada, como no STEMI, indica oclusão total da artéria coronária (Fig.25), e é geralmente acompanhada por depressão recíproca do segmento ST nas derivações do território oposto (imagem em espelho).
• Depressão do segmento ST, indicando isquémia miocárdica menos grave (não transmural ou subendocárdica), o que significa que a artéria não está completamente ocluída ou que recebe colaterais.

- Ondas T largas, agudas ou negativas.
- Pode também aparecer uma onda U negativa.

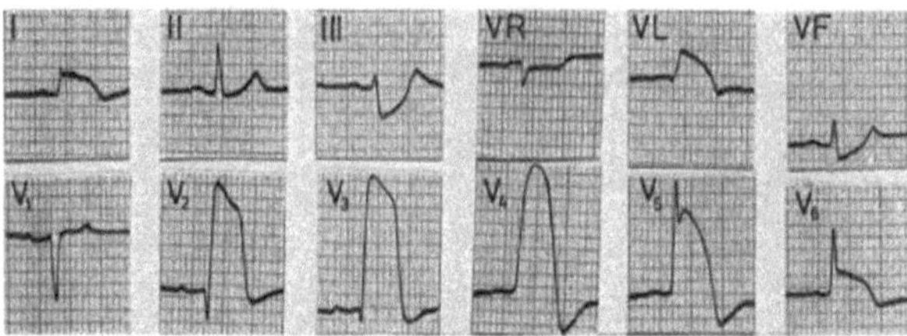

Figura 15: ECG de superfície de um paciente de 65 anos apresentando um episódio de angina de Prinzmetal, com elevação máxima do segmento ST nos segmentos V1 a V6 e aVL. A angiografia coronária demonstrou oclusão completa da AVI proximal (94).

Para além destas manifestações isquémicas, surgem frequentemente várias formas de arritmia durante as crises. Estas incluem arritmias ventriculares, tais como extra-sístoles ventriculares (VSE), taquicardia ventricular e até fibrilhação ventricular, bradiarritmias, bloqueio atrioventricular e arritmias supraventriculares(94).

*Critérios para um ECG isquémico positivo (9): Se a elevação de ST de 0,1 mV ou mais, a depressão de ST de 0,1 mV ou mais, ou o novo aparecimento de ondas U negativas forem registados em pelo menos duas derivações contíguas no ECG de 12 derivações durante um ataque, os achados do ECG são considerados indicativos de uma alteração isquémica.*

# FACTORES DE RISCO E PRECIPITANTES

## I. FACTORES DE RISCO

A hipercolesterolemia, a diabetes mellitus, a hipertensão arterial, o tabagismo e a hereditariedade estão todos associados a um risco acrescido de doença coronária aterosclerótica, mas serão também responsáveis pelo aparecimento de espasmo coronário? Há décadas que os investigadores tentam responder a esta questão, e os seus principais resultados serão discutidos neste capítulo.

### A. tabaco

Sugiishi et al(95), num trabalho publicado na Circulation em 1993, tentaram examinar os factores de risco para o vasoespasmo coronário, comparando retrospetivamente doentes com angina vasoespástica confirmada angiograficamente e indivíduos com artérias coronárias normais. Foram comparados vários factores de risco. O grupo vasoespasmo incluiu 175 pacientes com espasmo coronário, mas sem estreitamento da artéria coronária superior a 25% do diâmetro. O grupo de controlo incluiu 176 indivíduos com artérias coronárias completamente normais e uma resposta negativa ao maleato de ergonovina. O odds ratio para o tabagismo como fator de risco para o vasoespasmo foi de 2,41 e (p<0,05), demonstrando que o tabagismo parece ser um fator de risco importante para a angina vasoespástica. Em alguns estudos, a proporção de fumadores entre os doentes com espasmo atingiu 75%(96). As substâncias contidas nos cigarros, como o monóxido de carbono e a nicotina, são capazes de danificar os vasos sanguíneos através do aumento da inflamação e do stress oxidativo, o que explica o facto de o tabagismo ser um fator de risco tão importante(97).

### B.Hs- PCR

Há mais de uma década que se suspeita de uma ligação entre a inflamação e o espasmo coronário em doentes com angina de peito sem obstrução das artérias coronárias. De facto, a proteína C-reactiva de alta sensibilidade (PCR-us) sérica é mais elevada em doentes com espasmo coronário do que em indivíduos saudáveis, sugerindo que a PCR-us poderia ser um fator preditivo importante.

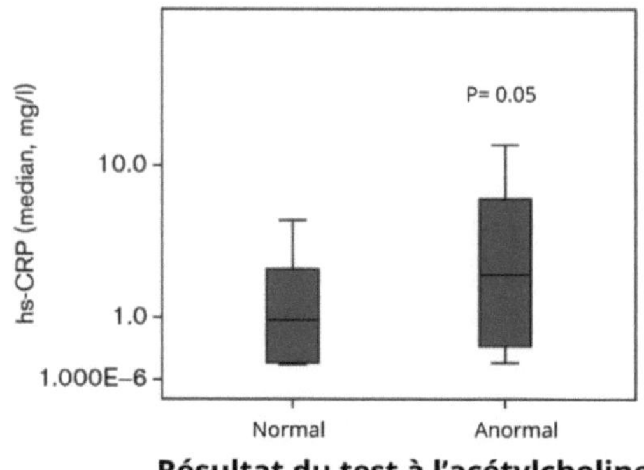


**Résultat du test à l'acétylcholine**

Figura 16. hs-CRP nos dois grupos correspondentes a uma resposta normal e anormal ao teste da acetilcolina(98).

No seu estudo e com o objetivo de avaliar se o espasmo epicárdico e microvascular da artéria coronária em resposta à acetilcolina está associado a marcadores de inflamação, nomeadamente a PCR-Hs, em doentes com angina de peito sem obstrução coronária, Ong et al.(98) avaliaram 62 doentes consecutivos (26 homens, idade 60 ± 10 anos) com angina sem lesões significativas na angiografia (estenose < 50%) que foram submetidos a teste de HAC intracoronária para diagnóstico de espasmo coronário versus oito doentes sem angina que serviram de grupo de controlo. As concentrações de proteína C-reactiva de alta sensibilidade e outros parâmetros de inflamação foram medidos em todos os doentes antes do teste.

Concluíram que o espasmo coronário epicárdico e microvascular em resposta à HCA se correlaciona com concentrações mais elevadas em doentes com espasmo coronário, mas o resultado do teste U de Mann-Whitney não foi estatisticamente significativo [2,3 (0,4-6,7) vs. 1,0 (0,2-2,5), P = 0,05]. (Fig.26) Outro estudo efectuado por Hung et al(99) dois anos antes em 897 doentes chegou à mesma conclusão e também demonstrou o valor prognóstico negativo de um nível elevado de HS-CRP. (Fig.27)

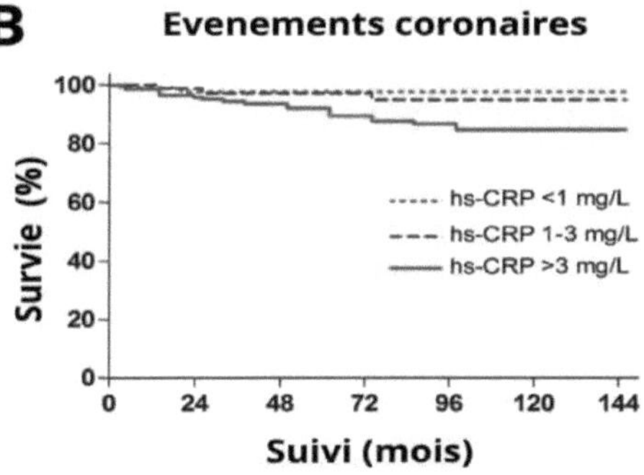


Figura 17: Prognóstico de pacientes com espasmo coronário de acordo com os níveis de hs-CRP (27).

C. Diabetes

Ao contrário da insuficiência coronária de origem aterosclerótica, em que a diabetes é um fator de risco importante, os dados sobre a sua relação com o espasmo coronário são contraditórios: para alguns autores, a diabetes é incriminada na génese do espasmo (79), enquanto que para outros não existe uma relação estatisticamente significativa (100,101).Uma observação bastante interessante é que a diabetes mellitus tem maior probabilidade de desencadear espasmo em homens com níveis baixos de Hs-CRP do que naqueles com níveis mais elevados de Hs-CRP(99).

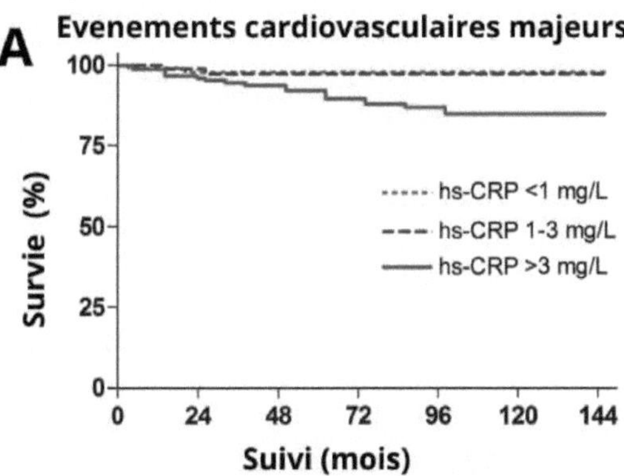


Dois casos recentemente publicados de vasoespasmo coronário com risco de vida em doentes com diabetes tipo 2 com cetoacidose euglicémica induzida por um inibidor do SGLT2 sugerem que este fármaco pode inibir as actividades da acetilcolina e da butirilcolina esterase, levando a uma redução da eliminação da acetilcolina e possível indução de vasoespasmo coronário (102). Por outro lado, numa coorte recente, foi demonstrado que o espasmo é um fator de risco para a diabetes, independentemente do sexo. No entanto, mulheres com menos de 50 anos têm um risco maior de diabetes do que mulheres mais velhas, o que não é observado em homens(103).

## II. FACTORES PRECIPITANTES

Os factores precipitantes podem contribuir para o aparecimento da angina de peito e atuar no mesmo doente para provocar angina em condições diferentes.

A. Exposição ao frio

A exposição ao frio é conhecida como desencadeadora de espasmo coronário desde os trabalhos de Raizner et al (104) em 1980, que realizaram um estudo em 35 doentes submetidos a arteriografia coronária para avaliação de síndromes dolorosos torácicos e que foram submetidos a um teste de provocação ao frio que consistia na imersão dos membros em líquido gelado durante um minuto e posterior realização de angiografia coronária. Foi induzido espasmo coronário focal em sete doentes, tendo ocorrido ectopia ventricular e taquicardia ventricular num doente, que foram prontamente reduzidas pela administração de nitroglicerina intravenosa. A quantificação angiográfica mostrou que o diâmetro luminal dos segmentos coronários normais diminuiu significativamente em cada grupo de doentes em resposta à estimulação fria, mas esta resposta foi mais pronunciada no grupo da angina espástica (-12,7 ± 11,5% em comparação com o controlo p < 0,001). Isto é explicado pelo reflexo desencadeado pela estimulação fria do sistema nervoso simpático.

B. Exercício ligeiro, especialmente de manhã cedo

Em 1979, Yasue et al (105) demonstraram a existência de uma variação circadiana da capacidade de exercício na maioria dos doentes que sofrem de angina espástica. Chegaram a esta conclusão realizando testes de exercício em tapete rolante de manhã cedo e à tarde do mesmo dia em treze doentes que sofriam de angina de Prinzmetal. Os ataques de elevação do segmento ST foram repetidamente provocados em todos os 13 pacientes no início da manhã, mas em apenas dois pacientes à tarde. No entanto, mesmo de manhã, o exercício moderado de uma só fase tem maior probabilidade de induzir um ataque do que o exercício de várias fases, que provoca o chamado "fenómeno de aquecimento". A possibilidade de induzir uma convulsão depende não só da hora do dia, mas também do tipo de exercício.

C.Stress mental a longo prazo

Os efeitos do stress sobre a vasomotricidade coronária e o fluxo sanguíneo são conhecidos desde o trabalho de Yeung et al(106) em 1991, quando estudaram 26 doentes que realizaram aritmética mental em condições de stress durante um cateterismo cardíaco com e sem teste de acetilcolina (outros quatro doentes que não realizaram aritmética mental serviram de controlo). A resposta das artérias coronárias ao stress mental variou de 38
A alteração do fluxo sanguíneo coronário variou de uma diminuição de 48% a um aumento de 42%. Verificaram também que, em pacientes com aterosclerose, ocorre uma constrição paradoxal durante o stress mental, particularmente nos pontos de estenose.

D.Hiperventilação

A hiperventilação é um estímulo bem conhecido de espasmo coronário - actua através do aumento do pH arterial, levando a um aumento do influxo de cálcio intracelular, e pode ser um possível gatilho não reconhecido de espasmo em pelo menos alguns doentes com angina variante(107).

E.Outros

Vários factores foram identificados como desencadeadores do espasmo coronário:

•Deficiência de magnésio(108)
•O próprio espasmo coronário induz frequentemente o espasmo coronário, criando um círculo vicioso.
•As catecolaminas (epinefrina, norepinefrina, isoproterenol, dopamina, dobutamina).
•Agentes parassimpaticomiméticos (acetilcolina, etc.).
•Agentes anticolinesterásicos (neostigmina, etc.),

•Serotonina,

•Histamina,

•Beta-bloqueadores,

•Retirada da exposição crónica à nitroglicerina,

•Cocaína,

•Álcool: o consumo excessivo de álcool após situações de stress induz frequentemente um espasmo coronário, geralmente não imediato, mas após várias horas (109).

# PATOGENESE

A fisiopatologia exacta do espasmo coronário não é claramente compreendida. No entanto, o fenómeno é multifatorial e envolve o sistema nervoso autónomo, a disfunção endotelial, a inflamação, o stress oxidativo, a hiperresponsividade do músculo liso, a aterosclerose, a trombose e a predisposição genética.

## I. SISTEMA NERVOSO AUTÓNOMO

A relação entre o espasmo e o sistema nervoso autónomo é muito complicada devido à contribuição dos seus dois componentes: o sistema nervoso simpático e o sistema nervoso parassimpático. De facto, o aumento do tónus parassimpático e simpático parece ser capaz de induzir o espasmo. O papel deste sistema é apoiado pela ocorrência frequente de espasmos à meia-noite ou em repouso, ou seja, quando a atividade vagal é mais elevada (ver acima), e pela capacidade da acetilcolina para induzir a SCA. Além disso, o aumento dos níveis de catecolaminas antes e depois de um episódio de isquémia espástica e a ocorrência deste último à noite durante a fase de movimento rápido dos olhos do sono, marcada por uma redução do tónus vagal e um aumento da atividade adrenérgica, sublinham fortemente a contribuição do sistema nervoso simpático (110,111).

## II. INFLAMAÇÃO

A relação entre inflamação e SCA foi descrita pela primeira vez por Lewis et al. num relato de caso de angina espástica desencadeada por pericardite aguda que levou a choque cardiogénico e morte(112). Posteriormente, após a deteção, em estudos post-mortem, de células inflamatórias, em particular mastócitos, em segmentos coronários vasoespásticos, o papel da inflamação na patogénese do espasmo foi fortemente suspeitado(113). Quinze anos mais tarde, Shimokawa et al (114) desenvolveram um modelo porcino de espasmo coronário através da aplicação de interleucina-1□ na artéria coronária. Outros estudos mostraram níveis elevados de leucócitos e monócitos, interleucina-6 e moléculas de adesão no sangue periférico (115,116). A atividade da Rho-quinase nos leucócitos periféricos prediz independentemente a presença e a gravidade da angina vasoespástica (117). Além disso, como descrito acima, foram relatados níveis mais elevados de proteína C-reactiva em doentes com angina espástica.

## III. DISFUNÇÃO ENDOTELIAL

O endotélio coronário de um indivíduo saudável é responsável pela produção de óxido nítrico, um potente vasodilatador que contrabalança os efeitos dos metabolitos vasoconstritores, os quais vêem a sua atividade aumentada em caso de disfunção endotelial, resultando numa deficiência de NO endógeno por disfunção da óxido nítrico sintase endotelial, este mecanismo explica porque é que vários vasodilatadores dependentes do endotélio (acetilcolina.) causam vasoconstrição paradoxal e também explica a maior eficácia dos vasodilatadores independentes do endotélio (por exemplo, nitratos) neste contexto (79,118). Num recente estudo de coorte retrospetivo, a disfunção endotelial concomitante esteve presente na grande maioria dos doentes com INOCA com espasmo coronário induzível e/ou vasodilatação mediada por adenosina diminuída. Estes resultados indicam a importância deste fenómeno e as possíveis implicações terapêuticas (119). (Fig. 28)

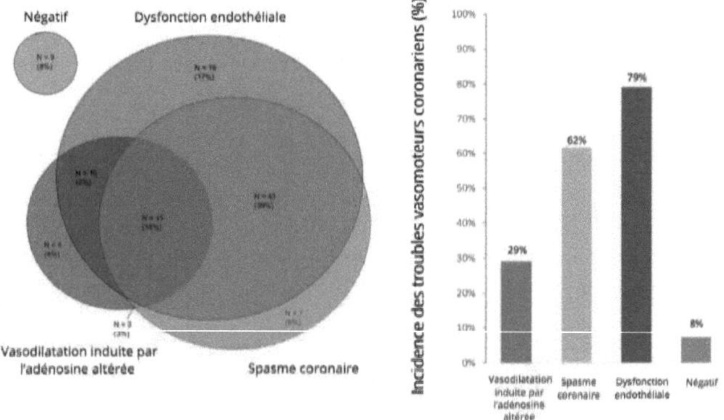


Figura 18: Incidência e sobreposição de distúrbios vasomotores coronários. (119)

## IV.  HIPERCONTRATILIDADE DAS CÉLULAS MUSCULARES LISAS

O relaxamento e a contração das células do músculo liso vascular são regulados principalmente pela desfosforilação e fosforilação da cadeia leve da miosina. A Rho-quinase, uma enzima presente na célula do músculo liso vascular, é um regulador crucial da hipercontratilidade.

Promove a contração aumentando diretamente a sensibilização ao $Ca^{2+}$ da cadeia leve da miosina e indiretamente aumentando a fosforilação da cadeia leve da miosina através da inibição da sua subunidade de ligação (120,121).

Foi também demonstrado que um inibidor da Rho-quinase, o hidroxifasudil, foi capaz de prevenir o espasmo coronário tanto no modelo do porco como no homem (122,123) (Fig. 29).

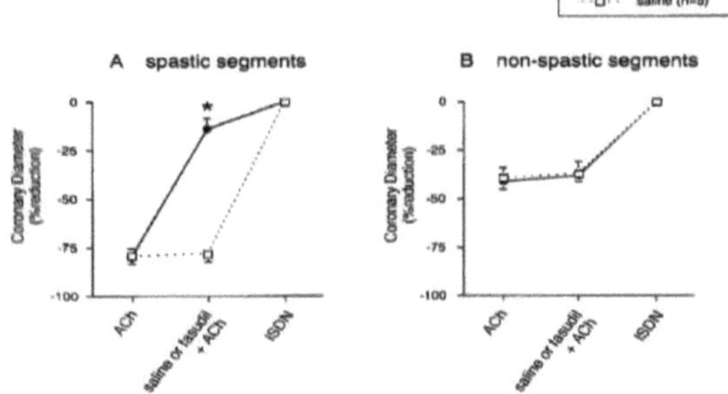


Figura 19: Alterações no diâmetro da artéria coronária em segmentos coronários espásticos (A) e não espásticos (B) nos grupos fasudil e salina. *P<0,001 comparado com o grupo salina (122)

Além disso, várias outras vias que envolvem o óxido nítrico, a fosfolipase C e os canais KATP estão também ligadas à hipercontratilidade das células musculares lisas vasculares. No seu estudo, Kaski et al. confirmaram a hipótese de que o espasmo focal em doentes que sofrem de angina espástica se deve principalmente à hiperreactividade do músculo liso vascular a estímulos vasoactivos, a fim de investigar a relação entre a hipercontratilidade local e a disfunção endotelial. Este estudo mostrou que, nestes doentes, a resposta espástica induzida pela ergonovina foi observada no mesmo local. Isto indica que na presença de um estímulo generalizado que afecta todas as artérias coronárias, o espasmo pode ocorrer apenas num local de hiperreactividade coronária local (124,125).

## V.STRESS OXIDATIVO

O stress oxidativo e uma perturbação do equilíbrio entre a produção de espécies reactivas de oxigénio representadas pelos radicais livres, como o anião superóxido e os radicais hidroxilo, bem como moléculas não radicais, como o peróxido de hidrogénio, por um lado (126), e a defesa antioxidante intracelular constituída por antioxidantes enzimáticos (superóxido dismutase, catalase e glutationa peroxidase) e antioxidantes não enzimáticos (glutationa, polifenóis e vitaminas). Os radicais livres são metabolitos necessários ao funcionamento do organismo, mas a sua produção excessiva pode danificar as estruturas celulares. Caracterizam-se pelo facto de possuírem um ou mais electrões não emparelhados. Esta caraterística torna-os altamente reactivos e permite-lhes doar os seus electrões a outras moléculas. O stress oxidativo pode causar vasoconstrição e lesões endoteliais (128), degradando o óxido nítrico libertado pelas células endoteliais, o que leva a uma disfunção microvascular e a um vasoespasmo coronário.

## VI. ATEROSCLEROSE E TROMBOSE

A aterosclerose caracteriza-se pela acumulação crónica de placas ricas em colesterol e de componentes sanguíneos nas artérias de grande e médio calibre e está associada a uma vasta gama de doenças cardiovasculares. É atualmente aceite que a disfunção endotelial desempenha um papel importante na patogénese da aterosclerose. Uma vez expostas ao stress aterogénico, as células endoteliais são activadas, o que tem duas consequências: uma alteração da vasomotricidade coronária e a expressão nestas células de várias moléculas de adesão, como a ICAM-1, a MCP-1, a VCAM-1, a P-selectina e a E-selectina, que atraem neutrófilos e monócitos que penetram em seguida na parede arterial (129). Os monócitos diferenciam-se então em macrófagos na parede vascular e engolfam o LDL oxidado, transformando-se em células espumosas, que constituem a lesão histopatológica básica da aterosclerose(130). Recentemente, vários estudos mostraram correlações entre a aterosclerose e a disfunção vasomotora, sendo esta relação bidirecional, com o espasmo a ocorrer mais frequentemente em artérias com segmentos ateroscleróticos(127) ; em 1994 Yamagishi et al. utilizaram imagens intracoronárias num estudo de 22 doentes com dor torácica em repouso ou durante o exercício, ou em ambos, com vasoespasmo desencadeado pela administração intracoronária de maleato de ergonovina, que a aterosclerose está presente no local do vasoespasmo focal, mesmo na ausência de doença coronária angiograficamente significativa(131). (Fig.30) Por outro lado, Pelligrini et al. verificaram que os doentes com espasmo tinham aterosclerose mais avançada e uma maior prevalência de placas vulneráveis, corpos lipídicos maiores e neovascularização do que os doentes sem problemas vasomotores(132).

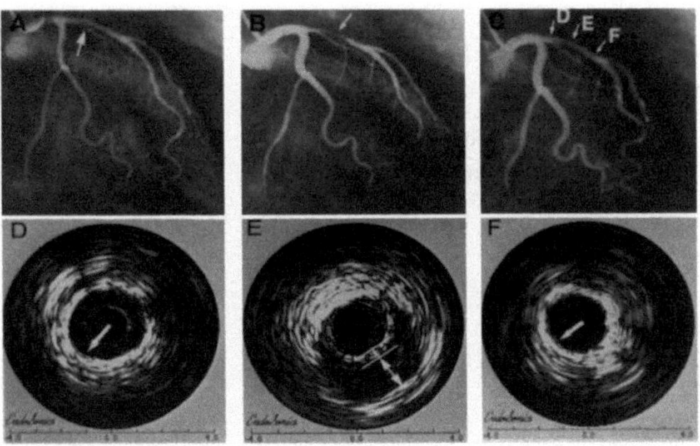

Figura 20: Achados angiográficos e ultra-sonográficos intravasculares no paciente com vasoespasmo focal da ATI: A, Antes da administração de ergonovina, havia pequenas irregularidades luminais na artéria coronária (seta). B, 2,5 minutos após a administração intracoronária de ergonovina (0,01 mg), este segmento estava severamente estreitado para 99% de estenose (seta). C, A administração intracoronária de nitroglicerina (0,25 mg) aliviou o estreitamento e as irregularidades do lúmen permaneceram no local do espasmo (seta). D, A imagem de ultrassom intravascular no local proximal do vasoespasmo (seta D em C) mostra uma fina borda de avanço intimal e uma fina zona ecogênica (seta). E, No local do vasoespasmo (seta E em C), havia um bordo de ataque intimal espessado (seta) e uma zona ecogénica espessada, representando uma lesão aterosclerótica não-circunferencial de I a 8 horas. F, O local distal do vasoespasmo (seta F em C) não mostrou evidência de aterosclerose (131).

Além disso, numerosos estudos demonstraram que a presença de aterosclerose com espasmo está associada a uma pior evolução dos doentes, como é o caso do trabalho de Shin et al. que analisou 2.129 doentes do registo VA-KOREA (Vasospastic Angina in Korea)(133).Oshima et al. em 1990, no seu trabalho sobre a relação entre espasmo e coagulação, verificaram que os níveis plasmáticos de fibrinopeptídeo A, um marcador de geração de trombina, estão aumentados após ataques espásticos, algo que não se verifica na angina de esforço (135) e Ogawa et al.(136) conseguiram demonstrar uma variação circadiana dos níveis paralela à dos ataques (Fig.31). Também foram observados resultados semelhantes para a ativação plaquetária (137). Estes resultados indicam que o espasmo pode desencadear trombose coronária e pode desempenhar um papel importante na patogénese dos síndromes coronários agudos.

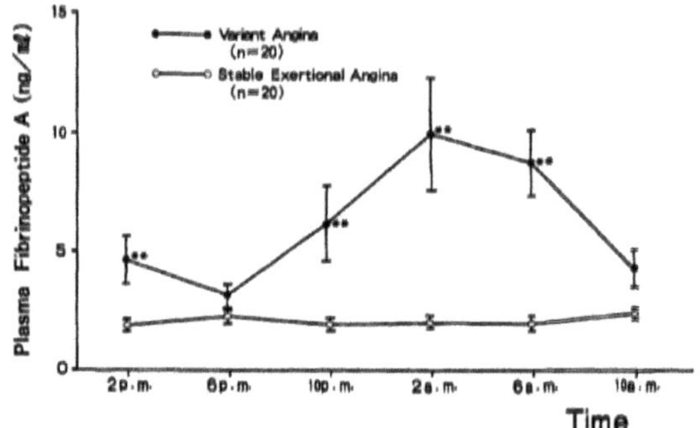


Figura 21: Gráfico de linhas mostrando os níveis plasmáticos de fibrinopeptídeo A (ng/ml) em pacientes com angina variante e angina de esforço estável. (p<0,01)(136)

## VII.MAGNÉSIO

O magnésio é considerado um antagonista endógeno do cálcio, e a infusão de magnésio suprime a crise induzida pela hiperventilação em pacientes com espasmo coronário(108). A deficiência de magnésio existe em 45% dos doentes com angina variante e pode estar relacionada com a génese do espasmo coronário em alguns destes doentes(138).

# VIII.  GENÉTICA

Os estudos sobre mutações ou polimorfismos genéticos na patogénese do espasmo coronário têm sido contraditórios. Foi demonstrado que as mutações ou polimorfismos no gene da NO sintase endotelial e os polimorfismos no gene da paraoxonase I estão significativamente associados ao espasmo. Os outros genes envolvidos codificam :

* Receptores adrenérgicos e de serotonina,
* Enzima de conversão da angiotensina,
* Citocinas inflamatórias,
* NADH/NADPH oxidase nos homens,
* Atividade da ALDH (aldeído desidrogenase): A deficiência de ALDH2, mais frequente na população da Ásia Oriental, está fortemente associada, com um efeito acrescido devido à coexistência do tabaco e/ou do álcool (79,139).

# IX. CASO ESPECIAL DE SÍNDROME DE KOUNIS

A síndrome de Kounis é uma forma pouco conhecida de angina vasoespástica que ocorre numa situação de hipersensibilidade. É conhecida como "angina alérgica" ou "enfarte do miocárdio alérgico" (140). O tipo 1 é um espasmo puro envolvendo uma artéria coronária normal, enquanto o tipo 2 é um espasmo que ocorre numa artéria coronária aterosclerótica causando rutura da placa. Vários mediadores inflamatórios, como as histaminas e os leucotrienos, secretados em massa na circulação periférica durante uma reação de hipersensibilidade, desencadeiam o espasmo através dos seus efeitos no músculo liso dos vasos coronários.

# DIAGNÓSTICO

O diagnóstico do espasmo coronário depende, em primeiro lugar, da análise semiológica do quadro clínico (tipo de dor e suas características, factores desencadeantes, etc.), bem como do exame clínico cardiovascular e do ECG (ver capítulo sobre características clínicas). No entanto, não devemos perder de vista que esta análise clínica é muito insuficiente e pouco discriminatória, e não devemos esquecer que o elemento-chave é o espasmo, que deve ser visualizado por angiografia, quer espontânea quer induzida por medicação.

O diagnóstico baseia-se nas três considerações seguintes:

- Apresentação clínica típica,
- Evidência de isquémia transitória no ECG durante o episódio de angina,
- Demonstração de vasoespasmo coronário espontâneo ou induzido.

Antes de nos debruçarmos sobre a angiografia e os testes de provocação, analisamos a utilidade de outros testes não invasivos.


## I. REGISTO HOLTER ECG

Em doentes com angina vasoespástica, a dor torácica ocorre em cerca de 20-30% dos episódios de alteração isquémica do segmento ST, e muitos episódios de espasmo coronário são assintomáticos(9). Como as convulsões ocorrem frequentemente entre a noite e o início da manhã, em repouso, as alterações isquémicas do segmento ST que ocorrem durante uma convulsão muitas vezes não podem ser registadas, exceto no contexto de hospitalização. Nestes casos, o registo Holter é o teste mais útil. Se a isquémia persistir durante 5 minutos ou mais, é provável que exista dor torácica; os registos de ECG durante episódios isquémicos sintomáticos devem ser avaliados em pormenor quanto às características do nível do segmento ST e à ocorrência de arritmia. Deve também ser dada atenção às alterações assintomáticas do segmento ST-T.

## II. ESFORÇO DE ENSAIO

A prova de esforço não é recomendada, especialmente em doentes com uma condição instável e nos quais a síndrome coronária aguda não pode ser excluída (**Classe III**). Pode ser considerada na **classe IIb** em doentes com estado estável(9).

Se um teste de exercício matinal revelar pelo menos uma das seguintes situações e os resultados do ECG e da tolerância ao exercício de manhã forem diferentes dos resultados durante o dia, o doente pode estar a sofrer de angina vasoespástica:

•Aparecimento de elevação do segmento ST de 0,1 mV ou mais em pelo menos duas derivações contíguas durante o teste de esforço.
•Aparecimento de depressão do segmento ST de 0,1 mV ou mais em pelo menos duas derivações contíguas durante o teste de esforço.
•Aparecimento d e  ondas U negativas não observadas em repouso durante a prova de esforço.

## III. CINTIGRAFIA DO MIOCÁRDIO

Tal como a prova de esforço, a cintigrafia miocárdica não está recomendada em doentes instáveis, mas pode ser considerada em classe IIb em doentes estáveis, e se realizada com I metaiodobenzilguanidina (I MIBG), segundo Sakata et al. pode identificar doentes de alto risco, mesmo entre aqueles com angina espástica que anteriormente eram considerados de baixo risco(141).

## IV. TESTE DE HIPERVENTILAÇÃO

Este teste é preferencialmente realizado em repouso, de manhã cedo, após um intervalo de pelo menos 48 horas da administração de fármacos vasoactivos. Coloca-se o doente em posição supina, mede-se o ECG de 12 derivações e a pressão arterial em repouso e pede-se ao doente para hiperventilar vigorosamente (objetivo: frequência respiratória de 25 vezes/minuto ou mais) durante 6 minutos, sempre que possível. O ECG de 12 derivações deve ser monitorizado durante esta fase e durante os 10 minutos seguintes, e a tensão arterial deve ser medida a cada minuto. Se ocorrer um ataque anginoso ou se houver uma alteração significativa do segmento ST-T no ECG

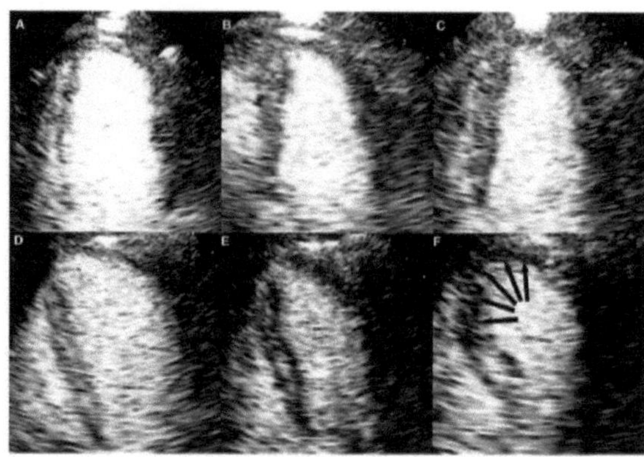

Figura 22: Ecocardiografia com contraste do miocárdio. A linha superior mostra o tamanho normal da cavidade diastólica (A) e sistólica (B) do ventrículo esquerdo na linha de base e a perfusão miocárdica normal (C). A linha inferior mostra as imagens diastólicas (D) e sistólicas (E) correspondentes após injeção intracoronária de 200-µg de acetilcolina, mostrando uma cavidade dilatada na sístole em comparação com o repouso e defeitos de perfusão claros (F, setas). (142) durante a hiperventilação artificial, esta deve ser imediatamente interrompida e deve ser imediatamente administrado um nitrato de ação rápida.

O teste de hiperventilação é positivo se for obtido pelo menos um dos seguintes resultados:

•Aparecimento de elevação do segmento ST de 0,1 mV ou mais em pelo menos duas derivações contíguas durante o teste de hiperventilação.

•Aparecimento de depressão do segmento ST de 0,1 mV ou mais em pelo menos duas derivações contíguas durante o teste de hiperventilação.

•Aparecimento d e ondas U negativas não observadas em repouso durante o teste de hiperventilação

De notar que este teste está indicado na classe IIa para os doentes suspeitos de sofrerem de angina vasoespástica com baixa frequência de ataques e na classe IIb para os doentes suspeitos de sofrerem de angina vasoespástica com elevada frequência de ataques(9).

## V.A TOMOGRAFIA POR EMISSÃO (PET SCAN)

É uma técnica bem validada que pode não só ajudar a avaliar a função vasomotora coronária, fornecendo uma quantificação não invasiva, precisa e reprodutível do fluxo sanguíneo miocárdico e da reserva de fluxo coronário em humanos, mas também ajudar a revelar a imagem tecidular do espasmo coronário. Para além do seu elevado custo, poderá também ser útil para avaliar a função das artérias coronárias e a inflamação do tecido perivascular que envolve estas artérias (96,142).

## VI. ECOCARDIOGRAFIA MIOCÁRDICA DE CONTRASTE

Ong et al(143) publicaram um caso clínico de isquémia miocárdica transitória por ecocardiografia de contraste durante uma angina vasoespástica induzida por Ach (Fig.32). Esta técnica não invasiva é capaz de fornecer informação funcional indireta sobre a microcirculação e, por isso, ajuda a diagnosticar a angina espástica. No entanto, apresenta ainda algumas limitações devido às dificuldades técnicas inerentes à sua realização e aos vieses de interpretação. Poucos são os estudos disponíveis que se debruçam sobre o espasmo coronário.

## VII.ANGIOGRAFIA

A angiografia coronária pode revelar espasmo focal ou difuso de uma ou mais artérias coronárias (Fig.33); associado a sintomas típicos, alterações no ECG ou mesmo disfunção ventricular, este espasmo pode ser patognomónico da doença. A maioria dos doentes com angina variante e vasoespasmo coronário comprovado tem evidência angiográfica de doença coronária aterosclerótica, geralmente ligeira. O espasmo focal ocorre mais frequentemente dentro de 1 cm de uma obstrução angiograficamente aparente. Se forem encontrados sinais angiográficos mínimos ou inexistentes de doença arterial coronária num doente que tenha recentemente apresentado angina em repouso com elevação transitória do segmento ST no âmbito do INOCA, o diagnóstico mais provável é o de angina variante.

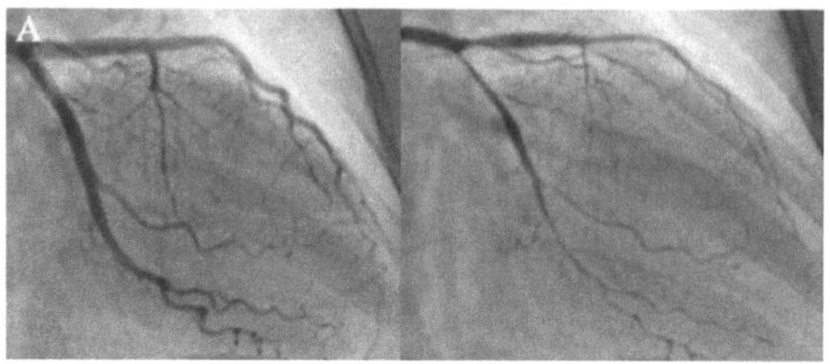

Figura 23: Espasmo da IVA e da circunflexa induzido pela Ach (96)

## VIII. TESTES DE DESAFIO

Os testes de provocação de espasmo envolvem a administração de um estímulo provocador (geralmente acetilcolina intracoronária, mas também pode ser utilizada ergonovina intracoronária ou intravenosa) durante a angiografia coronária invasiva, com monitorização dos sintomas do doente, ECG e angiografia. Um teste de provocação positivo para espasmo da artéria coronária deve induzir todas as seguintes situações

• Reprodução da dor torácica habitual,

• Alterações isquémicas do ECG

• Vasoconstrição > 90% na angiografia, que tem sido considerada desde o consenso do simpósio COVADIS como o limiar angiográfico para o diagnóstico de espasmo induzido.

Se esta vasoconstrição ocorrer dentro dos limites de um segmento coronário isolado, denomina-se espasmo focal, enquanto que quando afecta 2 ou mais segmentos coronários adjacentes, denomina-se espasmo difuso(144).O resultado do teste é considerado equívoco se o estímulo provocador não induzir os três componentes.Estudos de validação demonstraram elevada sensibilidade e especificidade dos protocolos da ergonovina (91% e 97%, respetivamente) e da acetilcolina (90% e 99%, respetivamente) no diagnóstico do espasmo espontâneo(145).

A. Riscos

Ao contrário dos testes de provocação invasivos, que permitem a deteção e o tratamento rápidos do espasmo induzido, os testes de provocação não invasivos à beira do leito têm sido associados a eventos adversos significativos, incluindo morte, uma vez que a deteção e o tratamento do espasmo induzido são retardados. É atualmente aceite que o perfil de risco dos testes invasivos é semelhante ao de outros procedimentos coronários invasivos, embora haja uma incidência de 6,8% de arritmias cardíacas(145).

B. Indicações

Dados os riscos associados ao teste de espasmo provocativo, o procedimento deve ser efectuado por pessoal experiente em doentes cujos riscos e benefícios tenham sido cuidadosamente avaliados (145):

**Classe I**

• Suspeita de história de angina espástica sem um episódio documentado, particularmente se :
• Angina de repouso em resposta a nitratos, e/ou
• Variação diurna acentuada no início dos sintomas/tolerância ao exercício, e/ou
• Angina de repouso sem doença coronária obstrutiva
• Não responde ao tratamento empírico
• Síndrome coronária aguda na ausência de uma lesão culpada
• Paragem cardíaca inexplicada reanimada
• Síncope inexplicada com história de dor no peito
• Angina de repouso recorrente após angioplastia angiograficamente bem sucedida

**Classe IIa**

• Testes invasivos para doentes diagnosticados de forma não invasiva e que não respondem ao tratamento medicamentoso
• episódio espontâneo documentado de angina espástica para determinar o "local e o modo" do espasmo

**Classe IIb**

•Testes invasivos para doentes diagnosticados de forma não invasiva e que respondem ao tratamento medicamentoso

**Classe III**

•Síndrome coronária aguda atual
•Doença coronária multitruncal grave, incluindo estenose do TCG
•Disfunção miocárdica grave (classe IIb se os sintomas sugerirem vasoespasmo)
•Doentes sem sintomas sugestivos de angina espástica.

## IX. IMAGIOLOGIA INTRACORONÁRIA

A imagiologia intracoronária utilizando ultra-sons intravasculares (IVUS) e tomografia de coerência ótica (OCT) está a desempenhar um papel emergente, mas limitado, na avaliação do espasmo coronário. O IVUS pode identificar o

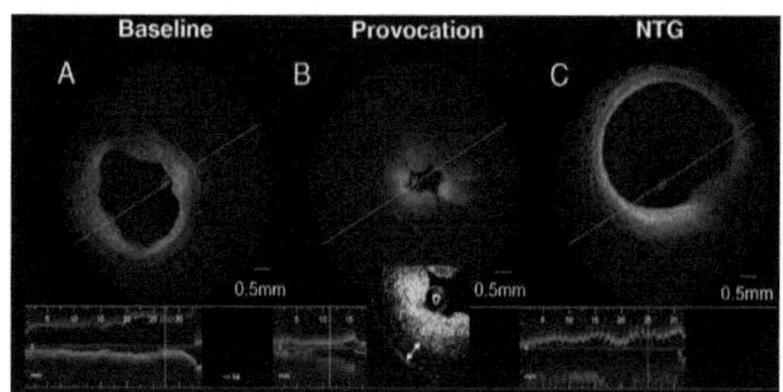


Figura 24: Imagens representativas de tomografia de coerência ótica (OCT) de uma lesão de espasmo (A, B, C)

NTG = nitroglicerina (146)

A OCT é capaz de identificar a composição da placa e a hiperplasia intimal no local do espasmo focal, na ausência de doença angiográfica significativa. Paralelamente, a OCT pode delinear com precisão as alterações estruturais nas artérias coronárias espasmódicas. As anomalias características nestes doentes incluem a presença de uma protuberância intimal e espessamento da média durante o espasmo; estas anomalias desaparecem após a administração de nitroglicerina

(146,147). (Fig.34) A tabela seguinte resume os critérios de diagnóstico estabelecidos pelo Coronary Vasomotor Disorders International Study Group (COVADIS) (145,87)

Elementos dos critérios de diagnóstico da angina vasoespástica :

{1} Angina responsiva a nitratos durante um episódio espontâneo, com pelo menos um dos seguintes factores

• Angina de repouso, especialmente entre a noite e o início da manhã

• Variação diurna acentuada da tolerância ao exercício - reduzida de manhã

• A hiperventilação pode precipitar um episódio

• Os bloqueadores dos canais de cálcio {mas não os b-bloqueadores} suprimem os episódios {2} Alterações isquémicas transitórias do ECG durante um episódio espontâneo, incluindo qualquer uma das seguintes em pelo menos duas derivações contíguas:

• Elevação do segmento ST;? 0. 1 mV

• Depressão do segmento ST; ? 0,1 mV

• Novas ondas U negativas

{3} Espasmo da artéria coronária definido como oclusão transitória total ou subtotal da artéria coronária {.90% de constrição} com angina e alterações isquémicas do ECG, quer espontaneamente quer em resposta a um estímulo provocador {tipicamente acetilcolina, cravagem do centeio ou hiperventilação}.

# TRATAMENTO

O tratamento ideal da angina vasoespástica inclui modificações do estilo de vida, farmacoterapia convencional e intervenções cardíacas para subgrupos clínicos bem seleccionados.

## I. ALTERAÇÕES NO MODO DE VIDA

Dado que a disfunção endotelial é um elemento importante na génese da doença, é essencial a eliminação ou o controlo dos factores susceptíveis de alterar a função endotelial ou de aumentar o stress oxidativo:

A. Deixar de fumar

O tabagismo é um importante fator de risco no espasmo coronário, sendo também um dos mais importantes factores de risco para a aterosclerose. Num estudo de 2016, Choi et al. demonstraram o impacto negativo do tabagismo no prognóstico dos doentes com vasoespasmo coronário, constatando que o grupo de fumadores de cigarros com espasmo coronário tinha uma maior incidência de angina recorrente durante o seguimento clínico de 3 anos, em comparação com o grupo de não fumadores. Concluíram que a cessação do tabagismo, combinada com tratamento médico intensivo e acompanhamento clínico rigoroso, pode ajudar a prevenir a angina recorrente(148). (Fig.35)

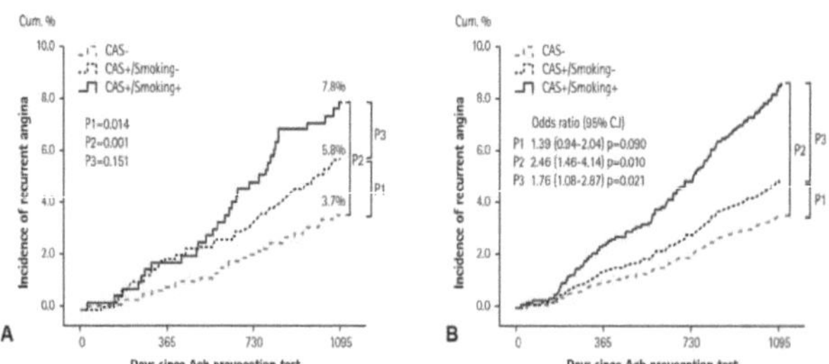

Figura 25: Análise da curva de sobrevivência que descreve a incidência cumulativa de angina recorrente aos 3 anos (148)

CAS-: grupo de doentes sem espasmo da artéria coronária, CAS+/Sm-: grupo de doentes não fumadores com CAS, CAS+/Sm+: grupo de doentes fumadores com CAS.

B. Controlo dos factores de risco cardiovascular

A eliminação ou o controlo de todos os factores de risco para a aterosclerose coronária é também necessária no caso de espasmo coronário:

- Controlo da tensão arterial
- Manter o seu peso corporal ideal
- Correção da intolerância à glicose
- Correção das anomalias lipídicas
- Evitar a fadiga excessiva, uma vez que o exercício extenuante durante o dia pode desencadear ataques a meio da noite ou nas primeiras horas da manhã.
- Evitar o stress mental ou emocional, que é um substrato muito importante para as convulsões, e a raiva ou o medo podem induzir convulsões.
- Parar de beber álcool, que pode induzir ataques de espasmo coronário várias horas após o consumo em pacientes susceptíveis, particularmente aqueles com o polimorfismo da aldeído desidrogenase (ALDH2)(149).

C. Evitar factores precipitantes ou

- A hiperventilação e a exposição ao frio devem ser evitadas.
- Devem ser evitados fármacos que possam induzir espasmo coronário. Estes incluem catecolaminas, agonistas muscarínicos, alcalóides da cravagem do centeio, prostaglandinas, álcool e propranolol.
- A carência de magnésio deve ser tratada imediatamente através da toma de suplementos.
- Algumas substâncias devem ser evitadas: catecolaminas, agentes colinérgicos, agentes serotoninérgicos, beta-bloqueadores, estimulantes do SNC, anestesia geral.

## II. TRATAMENTO MÉDICO

A. Derivados nitrados

Os nitratos são convertidos in vivo em NO, e as artérias coronárias envolvidas no espasmo são muito sensíveis aos nitratos. Em geral, um ataque de espasmo coronário pode ser rapidamente aliviado pela administração sublingual ou por pulverização oral de nitroglicerina ou dinitrato. isossorbida. Em caso de espasmo refratário, pode ser necessária a injeção intravenosa ou intracoronária destes medicamentos. A administração de nitratos de ação prolongada para a prevenção do espasmo coronário é igualmente recomendada, mas é preciso ter em conta que a eficácia dos nitratos é reduzida pelo fenómeno da tolerância. Na prática clínica, tem sido recomendado o tratamento intermitente com uma janela sem nitratos de pelo menos 8 horas.

B. Bloqueadores dos canais de cálcio

Os bloqueadores dos canais de cálcio (BCC), que suprimem a entrada de $Ca^{2+}$ nas células musculares lisas vasculares, são altamente eficazes na prevenção do espasmo das artérias coronárias e são considerados fármacos de primeira escolha para o tratamento da angina vasoespástica. Podem ser utilizados com segurança, sem efeitos adversos, nas doses habituais. A eficácia destes medicamentos no tratamento do espasmo coronário é frequentemente espetacular e, globalmente, 40% dos doentes deixam de sofrer de angina de peito graças aos antagonistas do cálcio. É de salientar que o momento da administração destes medicamentos é importante, uma vez que os ataques de espasmo coronário ocorrem geralmente entre a meia-noite e o início da manhã. Por conseguinte, estes medicamentos devem ser administrados antes de se deitarem. Além disso, as doses devem ser aumentadas gradualmente para cada doente, tendo em conta os efeitos secundários. As não di-hidropiridinas (DHP) são o agente de primeira linha preferido, sendo recomendada uma combinação de não-DHP e DHP para sintomas persistentes. São frequentemente necessárias doses moderadas a elevadas, por exemplo, verapamil 240-480 mg por dia, diltiazem 180-540 mg por dia, nifedipina 60-120 mg por dia.

C. Outros

O magnésio, as estatinas, os antioxidantes como a vitamina C e E, os inibidores da enzima de conversão, os antagonistas dos receptores da angiotensina II, os agentes anti-inflamatórios como a aspirina ou os estrogénios nas mulheres pós-menopáusicas, podem também ter efeitos benéficos no espasmo coronário. O nicorandil, o inibidor da RoK e o fasudil são alternativas de segunda linha(87).

## III. TRATAMENTO DE INTERVENÇÃO

A. Angioplastia coronária

A intervenção coronária percutânea não é geralmente recomendada, uma vez que é provável que o espasmo recorra fora do segmento stentado. No entanto, em certos doentes com lesões focais refractárias ao tratamento médico, a angioplastia pode ser razoável(150).

B. A simpatectomia,

Envolve a remoção dos gânglios simpáticos T2-T4, reduziu a angina num pequeno estudo de lin et al que comparou os resultados clínicos da simpatectomia com os do tratamento convencional em 79 doentes com angina espástica refractária(151); no entanto, não houve reavaliação angiográfica para determinar se a vasoconstrição tinha sido resolvida.

C. Desfibrilhador implantável

Em doentes que sofreram arritmias ventriculares ou paragem cardíaca na sequência de espasmo coronário, podem ocorrer arritmias recorrentes, mesmo com tratamento médico tolerado ao máximo. O papel dos desfibrilhadores implantáveis, para além do tratamento médico nestas condições, ainda é debatido, mas é frequentemente recomendado com base nestes dados. Não são recomendados em casos de espasmo sem arritmia ventricular/paragem cardíaca documentada.

## IV. CIRURGIA DE TRATAMENTO

Tanto a cirurgia de revascularização do miocárdio quanto a angioplastia podem ser consideradas para pacientes com estenose epicárdica significativa. O sucesso destes procedimentos é maior em doentes com estenose aterosclerótica focal e não difusa.

# PRONÓSTICO

A história natural da angina variante ou espasmo coronário é geralmente caracterizada por períodos de ataques recorrentes de duração variável, alternados com períodos em que o doente está assintomático. A sobrevivência a longo prazo é geralmente boa, desde que os doentes sigam um estilo de vida saudável e tomem a medicação. Os factores que predizem um mau prognóstico incluem a presença de doença coronária orgânica, síndrome coronária aguda ou arritmia. A idade avançada, o espasmo multiarterial, a hsCRP elevada e a paragem cardíaca extra-hospitalar são outros preditores significativos de mortalidade(152,153).Waters et al. demonstraram uma taxa de sobrevivência de 95%, 90% e 87% a 1, 2 e 3 anos, respetivamente(154). (Fig. 36) A remissão espontânea pode ser observada sem tratamento médico em 30% dos casos, mas a manutenção a longo prazo dos antagonistas do cálcio é geralmente recomendada para reduzir o risco futuro de arritmia ou enfarte do miocárdio.

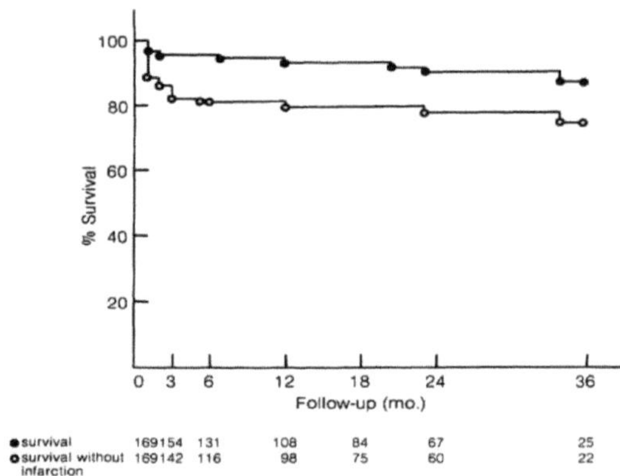


Figura 26: Sobrevivência e sobrevivência sem enfarte do miocárdio

# CASO CLÍNICO

## I. APRESENTAÇÃO DE CASOS

Uma mulher de 53 anos de idade, com excesso de peso (IMC: 28) e antecedentes de hipertensão arterial em tratamento com Candesartan 16 mg, apresentou-se no serviço de urgência com dores no peito de forte intensidade desde há 3 horas. O ECG mostrava elevação do segmento ST nas derivações inferiores e depressão do segmento ST nas derivações aVL (Fig. 37).

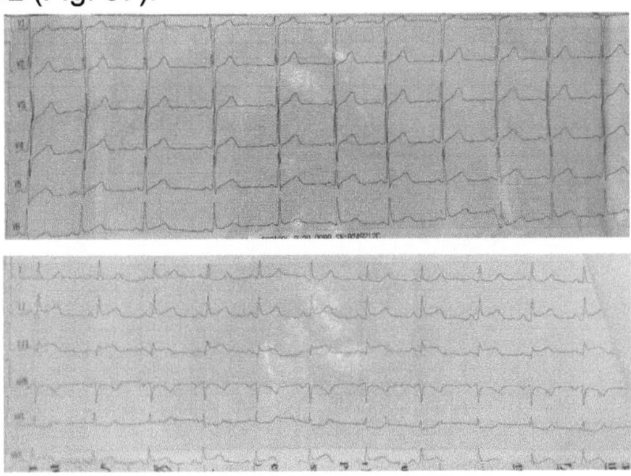

Figura 27: ECG mostrando elevação de ST nas derivações inferiores

À chegada ao Serviço de Urgência, o doente encontrava-se hemodinamicamente estável, com uma tensão arterial elevada de 145/90 mmHg e uma frequência cardíaca de 70 batimentos por minuto, queixando-se ainda de dores excruciantes e persistentes. Os exames laboratoriais revelaram glicemia de 1,3 g/l, creatinina de 7 mg/dl e ureia de 0,20 g/l. A troponina I estava elevada, com 0,86 ng/ml. Foi administrada aspirina (dose de carga de 250 mg po) com dose de carga de clopedogrel (300 mg po) e HBPM, sendo transferida para a sala de cateterismo para angioplastia primária. A angiografia coronária mostrou estenose apertada da artéria interventricular distal, uma circunflexa saudável e estenose apertada da artéria coronária direita ao nível do segmento 3$^{\text{ième}}$ , bem como oclusão da IVP (artéria culpada) (ver Figuras 38, 39 e 40 abaixo).

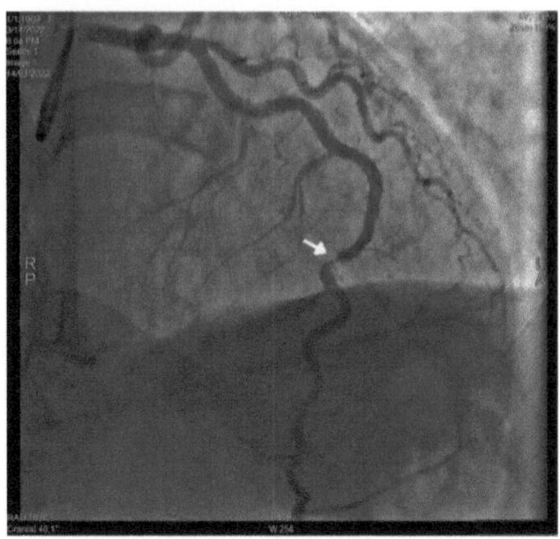

Figura 28: Vista craniana oblíqua anterior direita mostrando estenose
distal do VIA (seta)

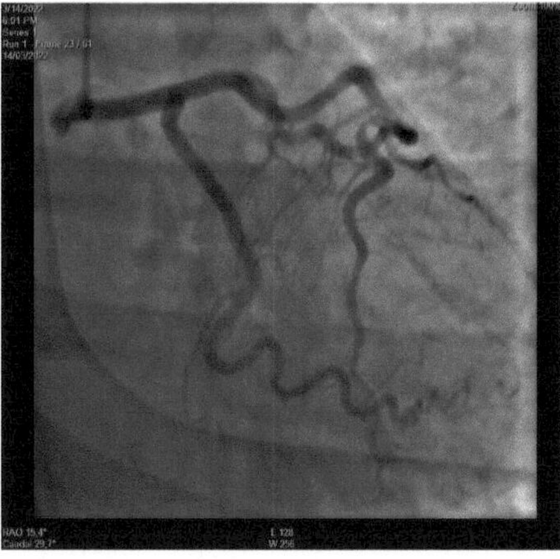

Vista oblíqua caudal anterior direita mostrando uma circunflexa saudável

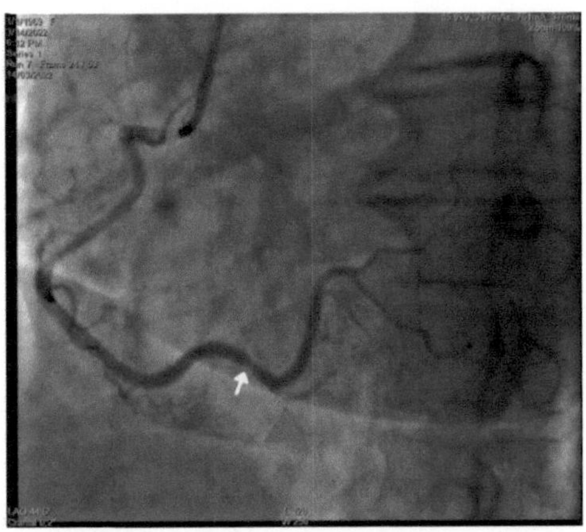

Figura 30: Vista oblíqua anterior esquerda mostrando estenose do segmento III do CD (seta) e oclusão do óstio da PIV (triângulo vermelho).

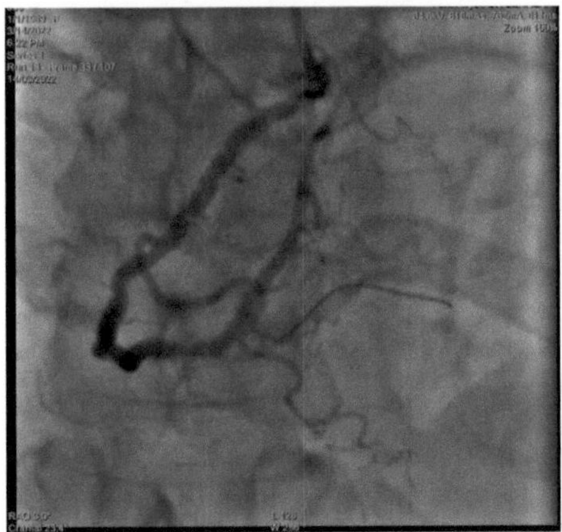

Figura 29: A PIV é sempre ocluída após a trombo-aspiração

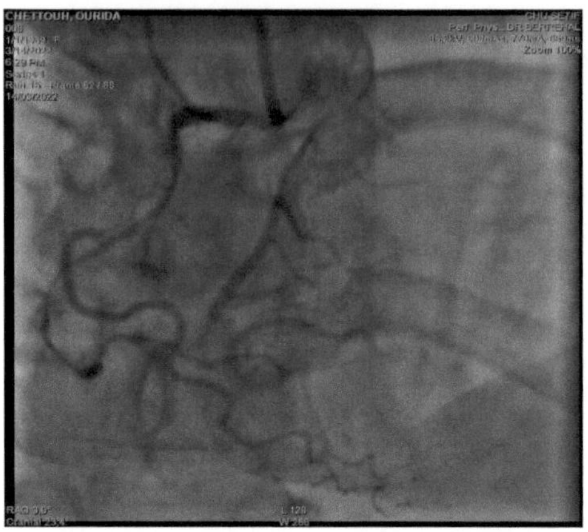

Figura 32: Espasmo difuso da DC

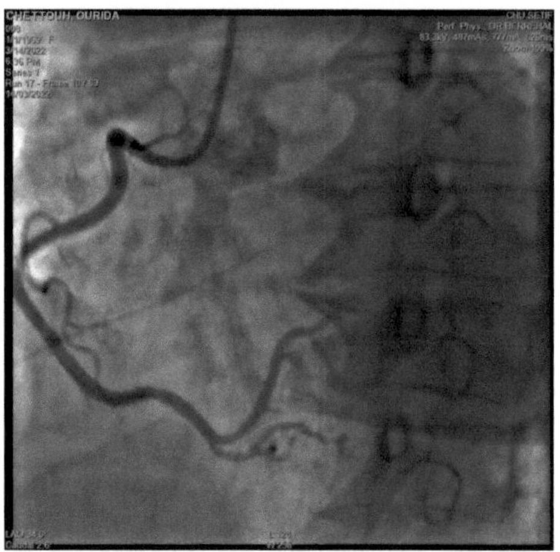

Figura 31: desaparecimento quase completo das lesões

Foi introduzido um fio-guia 0,014 de 1<sup>ère</sup> intenção distal à interventricular posterior, tendo sido efectuada tromboaspiração sem sucesso (Fig.40). A doente apresentou então subitamente um agravamento da dor torácica que se tornou insuportável, ficou agitada e com mal-estar vagal, tendo sido injetado contraste para avaliação da situação, que objectivou um espasmo difuso de toda a árvore coronária (Fig.41). Nesta altura apercebemo-nos que estávamos perante uma SCA por espasmo coronário, tendo sido imediatamente administrado um bólus de 1 mg de nicardipina e 1,5 mg de trinitrina por via intracoronária, o que resultou numa melhoria clínica acentuada. O exame angiográfico mostrou que o espasmo tinha desaparecido e a IVP tinha reaberto. (Fig.42) Recomendámos que o doente tomasse antagonistas do cálcio: A evolução foi favorável, sem recidiva da angina, com restabelecimento da função ventricular esquerda e apenas com hipocinesia da parede inferior. O controlo angiográfico após sete dias mostrou o desaparecimento completo de todas as lesões, incluindo o VIA. (Fig.43, 44)

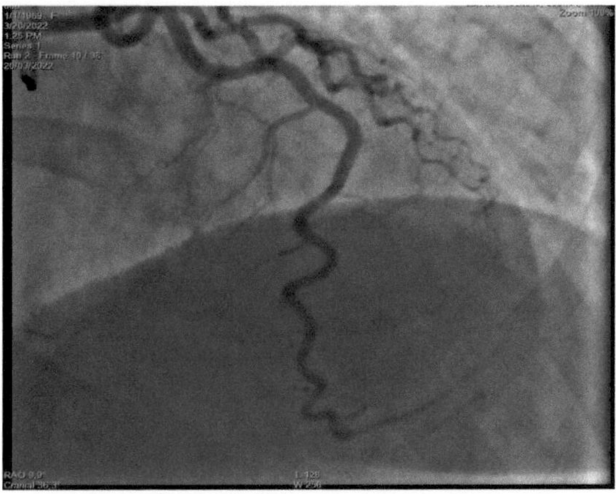

Figura 33: Controlo angiográfico mostrando o desaparecimento completo da lesão VIA.

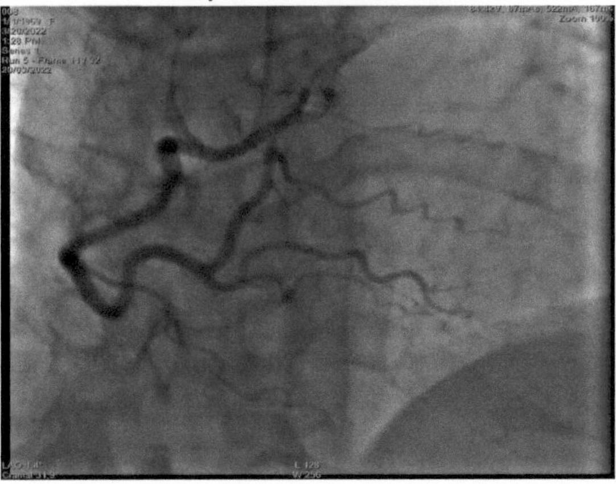

Figura 34: Angiograma mostrando o desaparecimento completo das lesões da DC.

## II. DISCUSSÃO

Este caso ilustra bem a importância e a gravidade do espasmo coronário. A redução do calibre provocou um desequilíbrio entre a oferta e a procura de O2, que foi muito grave, levando à isquémia miocárdica. Um facto importante a acrescentar a este contexto é que este espasmo foi prolongado no tempo (mais de 3 horas) e por isso foi expresso como um STEMI.Este caso ilustra também um facto muito interessante: a dificuldade de fazer um diagnóstico positivo. Recorde-se que a nossa estratégia inicial foi a tromboaspiração, pensando que se tratava de aterotrombose, e que o verdadeiro diagnóstico de aterotrombose só foi introduzido por acaso quando o espasmo se agravou perante os nossos olhos.Finalmente, vale a pena realçar o contraste entre a gravidade da apresentação clínica e os potenciais riscos, e a simplicidade do tratamento.

# CONCLUSÃO

As artérias coronárias têm propriedades vasomotoras que lhes permitem regular o fluxo sanguíneo, pelo que a constrição coronária nem sempre é patológica. No entanto, em determinadas situações, torna-se mais predominante, levando a uma vasta gama de sintomas clínicos, desde a angina à síndrome coronária aguda e à morte súbita cardíaca, que pode ser o evento revelador.A angina vasoespástica é uma causa subestimada de dor torácica. Trata-se de uma doença multifatorial complexa que pode levar a complicações graves.

A disfunção endotelial, a hipercontratilidade das células musculares lisas vasculares e a predominância de metabolitos vasoconstritores caracterizam a sua patogénese complexa. Além disso, as descobertas mais recentes mostraram que a inflamação desempenha um papel essencial na modulação de todas as suas fases. O diagnóstico precoce é essencial e envolve uma abordagem clínica tradicional, ECG e angiografia, com a utilização de testes de provocação farmacológica invasivos, que continuam a ser a pedra angular do diagnóstico. A imagiologia médica, nomeadamente a endocoronariografia, a ecografia com contraste e a PET, está em franco desenvolvimento e poderá vir a ser um elemento fundamental num futuro próximo.A modificação do estilo de vida, a abstinência tabágica e a farmacoterapia convencional com doseamento optimizado dos antagonistas do cálcio são os pilares do tratamento atual, embora o tratamento dos casos refractários continue a ser um desafio. Dado que se observam frequentemente episódios recorrentes de angina de peito, é essencial continuar os estudos para definir melhor as vias moleculares responsáveis e desenvolver tratamentos mais eficazes para a angina vasoespástica.

# BIBLIOGRAFIA


1. Thygesen K, Alpert JS, Jaffe AS, Chaitman BR, Bax JJ, Morrow DA, et al. Quarta definição universal de infarto do miocárdio (2018). Jornal Europeu do Coração. 14 Jan 2019;40(3):237-69.

2. William Osler,. As Palestras Lumleianas sobre ANGINA PECTORIS. The Lancet. 1910;175(4517):839-44.

3. Wilson, Frank N, Johnston, Franklin D. The occurrence in angina pectoris of electrocardiographic changes similar in magnitude and in kind to those produced by myocardial infarction. American Heart Journal. 22(1):64-74.

4. PRINZMETAL M, KENNAMER R, MERLISS R, WADA T, BOR N. Angina
pectoris. I. Uma forma variante de angina de peito; relatório preliminar. The American Journal of Medicine. setembro de 1959;27(3):375-88.

5. Maseri A, Severi S, L'Abbate A, Chierchia S, Marzilli M, Ballestra AM, et al. Angina "Variante": One Aspect of a Continuous Spectrum of Vasospastic Myocardial Ischemia. 1978;42.

6. Brown BG. Observações que relacionam o espetro clínico da doença cardíaca isquémica com a patologia dinâmica da aterosclerose coronária. ARCH INTERN MED. maio de 1981;141.

7. Bugiardini R, Pozzati A, Ottani F, Morgagni GL, Puddu P. Angina vasotónica: Um espetro de síndromes isquémicas envolvendo anomalias da função da circulação coronária epicárdica e microvascular. Journal of the American College of Cardiology. agosto de 1993;22(2):417-25.

8. Bugiardini R, Cenko E. Uma Breve História da Angina Vasoespástica. Jornal do Colégio Americano de Cardiologia. nov 2017;70(19):2359-62.
9. Grupo de Trabalho Conjunto JCS. Directrizes para o diagnóstico e tratamento de doentes com angina vasoespástica (angina espástica coronária) (JCS 2013): - Versão resumida -. Circ J. 2014;78(11):2779-801.

10. Joshi SD, Joshi SS, Athavale SA. Origins of the Coronary Arteries

and Their Significance (Origens das artérias coronárias e sua importância). Clinics. Jan 2010;65(1):79-84.

11. Nornina Anatomica 1989 6ª edição. Edimburgo: (:hurchill 1,ivingstone.

12. Turner K, Navaratnam V. As posições dos óstios arteriais coronários. Clin Anat. 1996;9(6):376-80.

13. Waller BF, Orr CM, Slack JD, Pinkerton CA, Van Tassel J, Peters T. Anatomia, histologia e patologia das artérias coronárias: A review relevant to new interventional and imaging techniques-Part I. Clin Cardiol. junho de 1992;15(6):451-7.

14. Roberts WC. Anomalias maiores de origem arterial coronária observadas na idade adulta. American Heart Journal. maio 1986;111(5):941-63.

15. Muriago M, Sheppard MN, Yen Ho S, Anderson RH. Location of the coronary arterial orifices in the normal heart. Clin Anat. 1997;10(5):297-302.

16. Artéria Coronária Esquerda I Atlas de Anatomia Cardíaca Humana [Internet]. [citado 25        Jan.2024].Disponível em: https://www.vhlab.umn.edu/atlas/coronary-arteries/left-coronary-artery/index.shtml

17. Kenhub [Internet]. [citado 25 Jan 2024]. Artéria coronária esquerda. Disponível em: https://www.kenhub.com/en/library/anatomy/left-coronary-artery

18. Iaizzo PA, editor. Handbook of cardiac anatomy, physiology, and devices (Manual de anatomia, fisiologia e dispositivos cardíacos). Totowa, N.J: Humana Press; 2005. 469 p. (Current clinical oncology).

19. Anatomia_ Um Atlas Regional do Corpo Humano.pdf.

20. Shriki JE, Shinbane JS, Rashid MA, Hindoyan A, Withey JG, DeFrance A, et al. Identificar, caraterizar e classificar as anomalias congénitas das artérias coronárias. Radiographics. 2012;32(2):453-68.

21. Gartner LP. Color atlas and text of histology. Sétima edição. Philadelphia: Wolters Kluwer; 2018. 599 p.

22. Michael H. Ross, Wojciech Pawlina. histologia um texto e atlas com biologia celular e molecular correlacionada. 7ª edição. Lippincott Williams & Wilkins; 2015. 984 páginas.

23. Mescher AL, Junqueira LCU. Histologia básica de Junqueira: texto e atlas. Décima quarta edição. New York: Mcgraw-Hill Education; 2016.

24. Deussen A, Ohanyan V, Jannasch A, Yin L, Chilian W. Mechanisms of metabolic coronary flow regulation. Jornal de Cardiologia Molecular e Celular. abril de 2012;52(4):794-801.

25. Brooks H, Kirk ES, Vokonas PS, Urschel CW, Sonnenblick EH. Performance of the right ventricle under stress: relation to right coronary flow. J Clin Invest. 1 Oct 1971;50(10):2176-83.

26. Heward SJ, Widrich J. Pressão de Perfusão Coronária. In: StatPearls [Internet]. Treasure Island (FL): StatPearls Publishing; 2024 [citado 2024 Jan 30]. Disponível em: http://www.ncbi.nlm.nih.gov/books/NBK551531/

27. Duncker DJ, Bache RJ. Regulação do fluxo sanguíneo coronário durante o exercício. Physiological Reviews. julho de 2008;88(3):1009-86.

28. Nguyen T, Do H, Pham T, Vu LT, Zuin M, Rigatelli G. Disfunção ventricular esquerda causando isquemia em pacientes com artérias coronárias patentes. Perfusão. março de 2018;33(2):115-22.

29. Johnson PC. REVISÃO DE ESTUDOS ANTERIORES E TEORIAS ACTUAIS DE AUTOREGULAÇÃO. Circ Res. agosto 1964;15:SUPPL:2-9.

30. Feigl EO. Autoregulação coronária. J Hypertens Suppl. Sept 1989;7(4):S55-58; discussão S59.

31. Bayliss WM. Sobre as reacções locais da parede arterial às alterações da pressão interna. The Journal of Physiology. 28 de maio de 1902;28(3):220-31.

32. Davis MJ, Sikes PJ. Myogenic responses of isolated arterioles: test for a rate-sensitive mechanism. American Journal of Physiology-Heart and Circulatory Physiology. 1 de dezembro de 1990;259(6):H1890-900.

33. Davis MJ, Hill MA. Signaling Mechanisms Underlying the Vascular Myogenic Response (Mecanismos de Sinalização Subjacentes à

Resposta Miogénica Vascular). Physiological Reviews. 1 de abril de 1999;79(2):387-423.

34. Goodwill AG, Dick GM, Kiel AM, Tune JD. Regulação do fluxo sanguíneo coronário. In: Terjung R, editor. Comprehensive Physiology [Internet]. 1$^{re}$ ed. Wiley; 2017 [cited Feb 8, 2024]. p. 321-82. Disponível em: https://onlinelibrary.wiley.com/doi/10.1002/cphy.c160016

35. Woollard HH. A INERVAÇÃO DO CORAÇÃO.

36. Malor R, Griffin CJ, Taylor S. Innervation of the blood vessels in guinea-pig atria. Cardiovascular Research. 1 Jan 1973;7(1):95-104.

37. Lever JD, Ahmed M, Irvine G. Relações neuromusculares e intercelulares nas arteríolas coronárias. Um estudo morfológico e quantitativo por microscopia de luz e eletrónica.

38. Ito M, Zipes DP. Efferent sympathetic and vagal innervation of the canine right ventricle. Circulation. Set 1994;90(3):1459-68.

39. Zipes DP, Rubart M. Neural modulation of cardiac arhythmias and sudden cardiac death. Heart Rhythm. Jan 2006;3(1):108-13.

40. Klocke FJ, Kaiser GA, Ross J, Braunwald E. Um Mecanismo Vasodilatador Adrenérgico Intrínseco no Leito Vascular Coronário do Cão. Circulation Research. abril de 1965;16(4):376-82.

41. Heusch G. The paradox of a-adrenergic coronary vasoconstriction revisited. Jornal de Cardiologia Molecular e Celular. julho 2011;51(1):16-23.

42. Komaru T, Lamping KG, Eastham CL, Harrison DG, Marcus ML, Dellsperger KC. Effect of an arginine analogue on acetylcholine-induced coronary microvascular dilatation in dogs. American Journal of Physiology-Heart and Circulatory Physiology. 1 de dezembro de 1991;261(6):H2001-7.

43. Reid JV, Ito BR, Huang AH, Buffington CW, Feigl EO. Parasympathetic control of transmural coronary blood flow in dogs. American Journal of Physiology-Heart and Circulatory Physiology. 1 de agosto de 1985;249(2):H337-43.

44. Pelc LR, Gross GJ, Warltier DC. Changes in regional myocardial

perfusion by muscarinic recetor subtypes in dogs. Cardiovascular Research. 1 de julho de 1986;20(7):482-9.

45. Pelc LR, Daemmgen JW, Gross GJ, Warltier DC. Muscarinic Recetor Subtypes Mediating Myocardial Blood Flow Redistribution: Journal of Cardiovascular Pharmacology. abril de 1988;11(4):424-31.

46. Zhang C, Knudson JD, Setty S, Araiza A, Dincer ÜD, Kuo L, et al. Coronary arteriolar vasoconstriction to angiotensin II is augmented in prediabetic metabolic syndrome via activation of AT 1 receptors. American Journal of Physiology-Heart and Circulatory Physiology. maio de 2005;288(5):H2154-62.

47. Myers PR, Banitt PF, Guerra R, Harrison DG. Características das artérias de resistência coronária canina: importância do endotélio. American Journal of Physiology-Heart and Circulatory Physiology. 1 de agosto de 1989;257(2):H603-10.

48. Katusic ZS, Shepherd JT, Vanhoutte PM. Vasopressin causes endothelium-dependent relaxations of the canine basilar artery. Circ Res. Nov 1984;55(5):575-9.

49. Nakayama K. Differential Contractile Responses of Pressurized Porcine Coronary Resistance-Sized and Conductance Coronary Arteries to Acetylcholine, Histamine and Prostaglandin F2".

50. Ginsburg R, Bristow MR, Davis K. Mecanismos receptores na artéria coronária epicárdica humana. Resposta farmacológica heterogénea à histamina e ao carbachol. Circ Res. Sept 1984;55(3):416-21.

51. Hilton R, Eichholtz F. The influence of chemical factors on the coronary circulation. The Journal of Physiology. 31 de março de 1925;59(6):413-25.

52. Jackson WF. Reatividade do oxigénio arteriolar: onde está o sensor e qual é o mecanismo de ação? The Journal of Physiology. 15 Sep 2016;594(18):5055-77.

53. Jackson WF. Reatividade do oxigénio arteriolar: onde está o sensor? American Journal of Physiology-Heart and Circulatory Physiology. 1 Nov 1987;253(5):H1120-6.

54. Jackson WF, Duling BR. The oxygen sensitivity of hamster cheek

pouch arterioles. Estudos in vitro e in situ. Circ Res. Oct 1983;53(4):515-25.

55. Konold P, Gebert G, Brecht K. The mechanical response of isolated arteries to potassium. Experientia. março de 1968;24(3):247-8.

56. Berne RM. Cardiac nucleotides in hypoxia: possible role in regulation of coronary blood flow. American Journal of Physiology-Legacy Content. 1 de fevereiro de 1963;204(2):317-22.

57. Bache RJ, Dai XZ, Schwartz JS, Homans DC. Role of adenosine in coronary vasodilation during exercise. Circ Res. Apr 1988;62(4):846-53.

58. Yada T, Richmond KN, Van Bibber R, Kroll K, Feigl EO. Papel da adenosina na vasodilatação coronária metabólica local. American Journal of Physiology-Heart and Circulatory Physiology. 1 de maio de 1999;276(5):H1425-33.

59. Liu Y, Zhao H, Li H, Kalyanaraman B, Nicolosi AC, Gutterman DD. Mitochondrial Sources of H 2 O 2 Generation Play a Key Role in Flow-Mediated Dilation in Human Coronary Resistance Arteries. Circulation Research. 19 sept 2003;93(6):573-80.

60. Kuo L, Thengchaisri N, W. Hein T. Regulation of Coronary Vasomotor Function by Reactive Oxygen Species. Mol Med Ther [Internet]. 2012 [citado 27 de março de 2024];01(01). Disponível em: http://www.scitechnol.com/2324- 8769/2324-8769-1-101.php

61. Rogers PA, Dick GM, Knudson JD, Focardi M, Bratz IN, Swafford AN, et al. A vasodilatação coronária sensível ao redox induzida pelo H 2 O 2 é mediada pelos canais $K^+$ sensíveis à 4-aminopiridina. American Journal of Physiology-Heart and Circulatory Physiology. Nov 2006;291(5):H2473-82.

62. Furchgott RF, Zawadzki JV. The obligatory role of endothelial cells in the relaxation of arterial smooth muscle by acetylcholine. Nature. nov 1980;288(5789):373-6.

63. Ignarro LJ, Buga GM, Wood KS, Byrns RE, Chaudhuri G. Endothelium-derived relaxing fator produced and released from artery and vein is nitric oxide. Proc Natl Acad Sci USA. Dez 1987;84(24):9265-9.

64. Fôrstermann U, Closs EI, Pollock JS, Nakane M, Schwarz P, Gath I, et al. Nitric oxide synthase isozymes. Characterization, purification, molecular cloning, and functions. Hypertension. junho de 1994;23(6_pt_2):1121-31.

65. Moncada S, Palmer RM, Higgs EA. Nitric oxide: physiology, pathophysiology, and pharmacology. Pharmacol Rev. junho de 1991;43(2):109-42.

66. Dick GM, Tune JD. Role of potassium channels in coronary vasodilation (Papel dos canais de potássio na vasodilatação coronária). Exp Biol Med (Maywood). Jan 2010;235(1):10-22.

67. Durand MJ, Gutterman DD. Diversity in mechanisms of endothelium-dependent vasodilation in health and disease (Diversidade nos mecanismos de vasodilatação dependente do endotélio na saúde e na doença). Microcirculação. abril de 2013;20(3):239-47.

68. Beyer AM, Gutterman DD. Regulation of the human coronary microcirculation. Jornal de Cardiologia Molecular e Celular. abril de 2012;52(4):814-21.

69. Dai XZ, Bache RJ. Effect of indomethacin on coronary blood flow during graded treadmill exercise in the dog. American Journal of Physiology-Heart and Circulatory Physiology. 1 Sep 1984;247(3):H452-8.

70. Gebremedhin D, Harder DR, Pratt PF, Campbell WB. Bioensaio de um Fator Hiperpolarizante Derivado do Endotélio de Artérias Coronárias Bovinas: Papel de um Metabolito do Citocromo P450. J Vasc Res. 1998;35(4):274-84.

71. Ellinsworth DC, Sandow SL, Shukla N, Liu Y, Jeremy JY, Gutterman DD. Endothelium-Derived Hyperpolarization and Coronary Vasodilation: Diverse and Integrated Roles of Epoxyeicosatrienoic Acids, Hydrogen Peroxide, and Gap Junctions. Microcirculation. Jan 2016;23(1):15-32.

72. Edwards G, Dora KA, Gardener MJ, Garland CJ, Weston AH. O K+ é um fator hiperpolarizante derivado do endotélio em artérias de ratos. Nature. nov 1998;396(6708):269-72.

73. Batenburg WW, Popp R, Fleming I, Vries RD, Garrelds IM, Saxena

PR, et al. Bradykinin-induced relaxation of coronary microarteries: S - nitrosothiols as EDHF? British J Pharmacology. maio de 2004;142(1):125-35.

74. Batenburg WW, De Vries R, Saxena PR, Jan Danser AH. L-S-Nitrosothiols: factores hiperpolarizantes derivados do endotélio em artérias coronárias de suínos? Journal of Hypertension. outubro de 2004;22(10):1927-36.

75. Yanagisawa M, Kurihara H, Kimura S, Goto K, Masaki T. A novel vasoconstrictor peptide, endothelin, is produced by vascular endothelium and modulates smooth muscle Ca2+ channels: Journal of Hypertension. Dez 1988;6(4):S188-191.

76. Rubanyi GM, Polokoff MA. Endothelins: molecular biology, biochemistry, pharmacology, physiology, and pathophysiology. Pharmacol Rev. Sept 1994;46(3):325-415.

77. Golino P, Ashton JH, Buja LM, Rosolowsky M, Taylor AL, McNatt J, et al. A ativação local das plaquetas causa vasoconstrição de grandes artérias coronárias epicárdicas caninas in vivo. O tromboxano A2 e a serotonina são possíveis mediadores. Circulation. Jan 1989;79(1):154-66.

78. Konidala S, Gutterman DD. Coronary vasospasm and the regulation of coronary blood flow. Progress in Cardiovascular Diseases. Jan 2004;46(4):349-73.

79. Matta A, Bouisset F, Lhermusier T, Campelo-Parada F, Elbaz M, Carrié D, et al. Espasmo da artéria coronária: New Insights. Jornal de Cardiologia Intervencionista. 15 de maio de 2020;2020:1-10.

80. Montone RA, Niccoli G, Fracassi F, Russo M, Gurgoglione F, Cammà G, et al. Pacientes com enfarte agudo do miocárdio e artérias coronárias não obstrutivas: segurança e relevância prognóstica dos testes provocativos coronários invasivos. European Heart Journal [Internet]. 8 dez 2017 [citado 30 mar 2024]; Disponível em: http://academic.oup.com/eurheartj/advance-article/doi/10.1093/eurheartj/ehx667/4710061

81. Bugiardini R, Manfrini O, De Ferrari GM. Perguntas sem resposta para o manejo da Síndrome Coronariana Aguda: Estratificação de Risco

de Pacientes com Doença Mínima ou Achados Normais na Angiografia Coronária. Arch Intern Med. 10 Jul 2006;166(13):1391.

82. Planer D, Mehran R, Ohman EM, White HD, Newman JD, Xu K, et al. Prognóstico de doentes com enfarte do miocárdio sem elevação do segmento ST e doença arterial coronária não obstrutiva: Propensity-Matched Analysis From the Acute Catheterization and Urgent Intervention Triage Strategy Trial. Circ: Cardiovascular Interventions. junho 2014;7(3):285-93.

83. Ong P, Athanasiadis A, Hill S, Vogelsberg H, Voehringer M, Sechtem U. Coronary Artery Spasm as a Frequent Cause of Acute Coronary Syndrome. 2008;52(7).

84. Yasue H, Sasayama S, Kikuchi K. O estudo sobre o papel do espasmo coronário na doença cardíaca isquémica. In: Relatório anual da investigação sobre doenças cardiovasculares. Osaka: Centro Nacional Cardiovascular,. 2000;96-7.

85. Hung M, Hsu K, Hung M, Cheng C, Cherng W. Interacções entre sexo, idade, hipertensão e proteína C-reactiva no vasoespasmo coronário. Eur J Clin Investigation. Dez 2010;40(12):1094-103.

86. Ohba K, Sugiyama S, Sumida H, Nozaki T, Matsubara J, Matsuzawa Y, et al. O Espasmo da Artéria Coronária Microvascular Apresenta Características Clínicas Distintas com Disfunção Endotelial como Doença da Artéria Coronária Não Obstrutiva. JAHA. 26 Sep 2012;1(5):e002485.

87. Yaker ZS, Lincoff AM, Cho L, Ellis SG, Ziada KM, Zieminski JJ, et al. Espasmo coronário e disfunção vasomotora como causa de MINOCA. EuroIntervention. Jan 2024;20(2):e123-34.

88. Pristipino C, Beltrame JF, Finocchiaro ML, Hattori R, Fujita M, Mongiardo R, et al. Major Racial Differences in Coronary Constrictor Response Between Japanese and Caucasians With Recent Myocardial Infarction. Circulation. 14 de março de 2000;101(10):1102-8.

89. Nam P, Choi BG, Choi SY, Byun JK, Mashaly A, Park Y, et al. O impacto da ponte miocárdica no espasmo da artéria coronária e nos resultados clínicos a longo prazo em doentes sem estenose aterosclerótica significativa. Atherosclerosis. março de 2018;270:8-12.

90. Sara JDS, Corban MT, Prasad M, Prasad A, Gulati R, Lerman LO, et al. Prevalência de ponte miocárdica associada a disfunção endotelial coronária em doentes com dor torácica e doença arterial coronária não obstrutiva. EuroIntervention. Fev 2020;15(14):1262-8.

91. Knuuti J. 2019 ESC Guidelines for the diagnosis and management of chronic coronary syndromes The Task Force for the diagnosis and management of chronic coronary syndromes of the European Society of Cardiology (ESC). Russ J Cardiol. 11 de março de 2020;25(2):119-80.

92. Yasue H, Kugiyama K. Espasmo Coronário: Características Clínicas e Patogénese. Intern Med. 1997;36(11):760-5.

93. Rosamond W. A enxaqueca e a doença coronária estão associadas? An Epidemiologic Review.   Headache [Internet]. maio de 2004 [citado 22Abr 2024];44(s1).Disponível em: https://headachejournal.onlinelibrary.wiley.com/doi/10.1111/j.1526-4610.2004.04103.x

94. Stern S, Bayes De Luna A. Espasmo da Artéria Coronária: Uma atualização de 2009. Circulation. 12 de maio de 2009;119(18):2531-4.

95. Sugiishi M, Takatsu F. O consumo de cigarros é um fator de risco importante para o espasmo coronário. Circulation. Jan 1993;87(1):76-9.

96. Lin Z, Lin X, Zhao X, Xu C, Yu B, Shen Y, et al. Espasmo da Artéria Coronária: Risk Factors, Pathophysiological Mechanisms and Novel Diagnostic Approaches. Rev Cardiovasc Med. 16 May 2022;23(5):175.

97. Ambrose JA, Barua RS. The pathophysiology of cigarette smoking and cardiovascular disease. Journal of the American College of Cardiology. maio de 2004;43(10):1731-7.

98. Ong P, Carro A, Athanasiadis A, Borgulya G, Schaufele T, Ratge D, et al. O espasmo coronário induzido pela acetilcolina em doentes com artérias coronárias não obstruídas está associado a concentrações elevadas de ligando CD40 solúvel e proteína C-reactiva de alta sensibilidade. Coronary Artery Disease. março de 2015;26(2):126-32.

99. Hung MJ, Hsu KH, Hu WS, Chang NC, Hung MY. C-Reactive Protein for Predicting Prognosis and Its Gender-Specific Associations with Diabetes. Mellitus and Hypertension in the Development of Coronary

Artery Spasm. Aoki I, editor. PLoS ONE. 28 Oct 2013;8(10):e77655.

100. Takaoka K, Yoshimura M, Ogawa H, Kugiyama K, Nakayama M, Shimasaki Y, et al. Comparação dos factores de risco para espasmo da artéria coronária com os factores de risco para estenose orgânica numa população japonesa: papel do tabagismo. International Journal of Cardiology. Jan 2000;72(2):121-6.

101. Li YJ, Hyun MH, Rha SW, Chen KY, Jin Z, Dang Q, et al. A diabetes mellitus não é um fator de risco para o espasmo da artéria coronária avaliado por um teste de provocação de acetilcolina intracoronário: características angiográficas e clínicas de 986 doentes. J Invasive Cardiol. junho 2014;26(6):234-9.

102. Kawahara J, Kaku B, Yagi K, Kitagawa N, Yokoyama M, Wakabayashi Y, et al. Vasoespasmo coronário com risco de vida em pacientes com diabetes tipo 2 com cetoacidose euglicémica induzida por inibidor SGLT2: relato de dois casos consecutivos. Diabetol Int. Jan 2024;15(1):135-40.

103. Hung MJ, Chang NC, Hu P, Chen TH, Mao CT, Yeh CT, et al. Associação entre o espasmo da artéria coronária e o risco de diabetes incidente: Um estudo de coorte de base populacional em todo o país. Int J Med Sci. 2021;18(12):2630-40.

104. Raizner AE, Chahine RA, Ishimori T, Verani MS, Zacca N, Jamal N, et al. Provocação de espasmo da artéria coronária pelo teste de pressão fria. Observações hemodinâmicas, arteriográficas e angiográficas quantitativas. Circulation. nov 1980;62(5):925-32.

105. Yasue H, Omote S, Takizawa A, Nagao M, Miwa K, Tanaka S. Variação circadiana da capacidade de exercício em pacientes com angina variante de Prinzmetal: papel do espasmo arterial coronário induzido pelo exercício. Circulation. maio de 1979;59(5):938-48.

106. Yeung AC, Vekshtein VI, Krantz DS, Vita JA, Ryan TJ, Ganz P, et al. The Effect of Atherosclerosis on the Vasomotor Response of Coronary Arteries to Mental Stress. N Engl J Med. 28 Nov 1991;325(22):1551-6.

107. Nakao K, Ohgushi M, Yoshimura M, Morooka K, Okumura K, Ogawa H, et al. A hiperventilação como teste específico para o

diagnóstico de espasmo da artéria coronária. The American Journal of Cardiology. setembro de 1997;80(5):545-9.

108. Miyagi H, Yasue H, Okumura K, Ogawa H, Goto K, Oshima S. Effect of magnesium on anginal attack induced by hyperventilation in patients with variant angina. Circulation. março de 1989;79(3):597-602.

109. Takizawa A, Yasue H, Omote S, Nagao M, Hyon H, Nishida S, et al. Angina variante induzida pela ingestão de álcool. American Heart Journal. Jan 1984;107(1):25-7.

110. Robertson RM, Bernard Y, Robertson D. Catecolaminas arteriais e do seio coronário no decurso de espasmo espontâneo da artéria coronária. American Heart Journal. junho de 1983;105(6):901-6.

111. Yasue H, Horio Y, Nakamura N, Fujii H, Imoto N, Sonoda R, et al. Indução de espasmo da artéria coronária por acetilcolina em pacientes com angina variante: possível papel do sistema nervoso parassimpático na patogénese do espasmo da artéria coronária. Circulation. nov 1986;74(5):955-63.

112. J. R. Lewis, R. Kisilevsky, P. W. Armstrong. Angina de Prinzmetal, artérias coronárias normais e pericardite. CMAJ. 8 de julho de 1978;119(1):36.

113. Forman MB, Oates JA, Robertson D, Robertson RM, Roberts LJ, Virmani R. Aumento de mastócitos adventícios num doente com espasmo coronário. N Engl J Med. 31 Oct 1985;313(18):1138-41.

114. Shimokawa H. Cellular and Molecular Mechanisms of Coronary Artery Spasm: - Lessons From Animal Models -. Jpn Circ J. 2000;64(1):1-12.

115. Hung MJ, Cherng WJ, Cheng CW, Li LF. Comparação dos níveis séricos de marcadores inflamatórios em pacientes com vasoespasmo coronário sem doença arterial coronária fixa significativa versus pacientes com angina de peito estável e síndromes coronárias agudas com doença arterial coronária fixa significativa. The American Journal of Cardiology. maio de 2006;97(10):1429-34.

116. Itoh T, Mizuno Y, Harada E, Yoshimura M, Ogawa H, Yasue H. Coronary Spasm is Associated With Chronic Low-Grade Inflammation.

Circ J. 2007;71(7):1074-8.

117. Hung MJ, Cherng WJ, Hung MY, Kuo LT, Cheng CW, Wang CH, et al. O aumento da atividade da proteína cinase associada à bobina enrolada de leucócitos Rho prevê a presença e a gravidade da angina vasoespástica coronária. Atherosclerosis. Abr 2012;221(2):521-6.

118. Shimokawa H. 2014 Williams Harvey Lecture: importância das anomalias da vasomoção coronária - da bancada à cabeceira da cama. Jornal Europeu do Coração. 1 Dez 2014;35(45):3180-93.

119. Feenstra RGT, Boerhout CKM, Woudstra J, Vink CEM, Wittekoek ME, De Waard GA, et al. Presença de Disfunção Endotelial Coronária, Vasoespasmo Coronário e Distúrbios Vasodilatadores Mediados por Adenosina em Pacientes com Isquemia e Artérias Coronárias Não Obstrutivas. Circ: Cardiovascular Interventions [Internet]. agosto 2022 [citado 25 Abr 2024];15(8). Disponível sur: https://www.ahajournals.org/doi/10.1161/CIRCINTERVENTIONS.122.01 2017

120. Yasue H, Mizuno Y, Harada E. Espasmo da artéria coronária – Características clínicas, patogénese e tratamento —. Actas da Academia do Japão Ser B: Ciências Físicas e Biológicas. 8 de fevereiro de 2019;95(2):53-66.

121. Lanza GA, Careri G, Crea F. Mechanisms of Coronary Artery Spasm (Mecanismos de Espasmo da Artéria Coronária). Circulation. 18 Oct 2011;124(16):1774-82.

122. Masumoto A, Mohri M, Shimokawa H, Urakami L, Usui M, Takeshita A. Supressão do Espasmo da Artéria Coronária pelo Inibidor da Rho-Kinase Fasudil em Pacientes com Angina Vasoespástica. Circulation. 2 Abr 2002;105(13):1545-7.

123. Shimokawa H. Rho-kinase-mediated pathway induces enhanced myosin light chain phosphorylations in a swine model of coronary artery spasm. Cardiovascular Research. setembro de 1999;43(4):1029-39.

124. Hubert A, Seitz A, Pereyra VM, Bekeredjian R, Sechtem U, Ong P. Coronary Artery Spasm: The Interplay Between Endothelial Dysfunction and Vascular Smooth Muscle Cell Hyperreactivity. Revista Europeia de Cardiologia [Internet]. Fev 2020 [citado 25 Abr 2024];15. Disponível em:

https://www.ncbi.nlm.nih.gov/pmc/articles/PMC7199189/

125. Kaski JC, Maseri A, Vejar M, Crea F, Hackett D. O espasmo espontâneo da artéria coronária na angina variante é causado por uma hiperreactividade local a um estímulo constritor generalizado. J Am Coll Cardiol. 15 Nov 1989;14(6):1456-63.

126. Sharma P, Jha AB, Dubey RS, Pessarakli M. Reactive Oxygen Species, Oxidative Damage, and Antioxidative Defense Mechanism in Plants under Stressful Conditions. Journal of Botany. 24 de abril de 2012;2012:e217037.

127. Franczyk B, Dybiec J, Frqk W, Krzemir'ska J, Kuémierz J, Mfynarska E, et al. Cellular Mechanisms of Coronary Artery Spasm. Biomedicines. 21 Sep 2022;10(10):2349.

128. Pahimi N, Rasool AHG, Sanip Z, Bokti NA, Yusof Z, W. Isa WYH. Uma Avaliação do Papel do Stress Oxidativo na Doença Arterial Coronária Não-Obstrutiva. J Cardiovasc Dev Dis. 4 Feb 2022;9(2):51.

129. Chistiakov DA, Melnichenko AA, Grechko AV, Myasoedova VA, Orekhov AN. Potencial dos agentes anti-inflamatórios para o tratamento da aterosclerose. Patologia Experimental e Molecular. abril de 2018;104(2):114-24.

130. Xu S, Ilyas I, Little PJ, Li H, Kamato D, Zheng X, et al. Endothelial Dysfunction in Atherosclerotic Cardiovascular Diseases and Beyond: From Mechanism to Pharmacotherapies (Do mecanismo às farmacoterapias). Ma Q, editor. Pharmacol Rev. Jul 2021;73(3):924-67.

131. Yamagishi M, Miyatake K, Tamai J, Nakatani S, Koyama J, Nissen SE. Deteção de aterosclerose por ultrassom intravascular no local do vasoespasmo focal em segmentos coronários angiograficamente normais ou minimamente estreitados. Journal of the American College of Cardiology. Fev 1994;23(2):352-7.

132. Pellegrini D, Konst R, Van Den Oord S, Dimitriu-Leen A, Mol JQ, Jansen T, et al. Features of atherosclerosis in patients with angina and no obstructive coronary artery disease. EuroIntervention. agosto de 2022;18(5):e397-404.

133. Shin DI, Baek SH, Her SH, Han SH, Ahn Y, Park KH, et al. O

Prognóstico de 24 Meses dos Pacientes com Resultados Positivos ou Intermédios no Teste de Provocação Intracoronário com Ergonovina. JACC: Cardiovascular Interventions. junho 2015;8(7):914-23.

134. Slavich M, Patel RS. Espasmo da artéria coronária: Conhecimentos actuais e incertezas residuais. IJC Heart & Vasculature. março de 2016;10:47-53.

135. Oshima S, Yasue H, Ogawa H, Okumura K, Matsuyama K. Fibrinopeptide A is released into the coronary circulation after coronary spasm. Circulation. Dez 1990;82(6):2222-5.

136. Ogawa H, Yasue H, Oshima S, Okumura K, Matsuyama K, Obata K. Variação circadiana do nível plasmático de fibrinopeptídeo A em pacientes com angina variante. Circulation. Dez 1989;80(6):1617-26.

137. Miyamoto S, Ogawa H, Soejima H, Takazoe K, Sakamoto T, Yoshimura M, et al. Formação de agregados de plaquetas após ataques de angina de peito espástica coronária. The American Journal of Cardiology. Fev. 2000;85(4):494-7.

138. Goto K, Yasue H, Okumura K, Matsuyama K, Kugiyama K, Miyagi H, et al. Deficiência de magnésio detectada por teste de carga intravenosa em angina de peito variante. The American Journal of Cardiology. março de 1990;65(11):709-12.

139. Hung MJ, Hu P, Hung MY. Espasmo da Artéria Coronária: Revisão e Atualização. Int J Med Sci. 2014;11(11):1161-71.

140. Kounis NG, Zavras GM. ESPASMO DA ARTÉRIA CORONÁRIA INDUZIDO POR HISTAMINA: O CONCEITO DE ANGINA ALÉRGICA. Int J Clinical Practice. junho de 1991;45(2):121-8.

141. Sakata K, Iida K, Kudo M, Yoshida H, Doi O. Prognostic Value of I-123 Metaiodobenzilguanidina na Angina Vasoespástica sem Estenose Coronária Significativa. Circ J. 2005;69(2):171-6.

142. Camici PG, d'Amati G, Rimoldi O. Disfunção microvascular coronária: mecanismos e avaliação funcional. Nat Rev Cardiol. Jan 2015;12(1):48-62.

143. Ong P, Athanasiadis A, Mahrholdt H, Shah BN, Sechtem U, Senior R. Isquemia Miocárdica Transitória Durante Disfunção Microvascular

Coronariana Induzida por Acetilcolina Documentada por Ecocardiografia com Contraste Miocárdico. Circ: Cardiovascular Imaging. Jan 2013;6(1):153-5.

144. Ong P, Athanasiadis A, Borgulya G, Vokshi I, Bastiaenen R, Kubik S, et al. Utilidade Clínica, Características Angiográficas e Avaliação da Segurança do Teste de Provocação de Acetilcolina Intracoronária em 921 Pacientes Brancos Consecutivos com Artérias Coronárias Não Obstruídas. Circulation. 29 de abril de 2014;129(17):1723-30.

145. Beltrame JF, Crea F, Kaski JC, Ogawa H, Ong P, Sechtem U, et al. Padronização internacional de critérios diagnósticos para angina vasoespástica. Eur Heart J. 4 de agosto de 2015;ehv351.

146. Tanaka A, Shimada K, Tearney GJ, Kitabata H, Taguchi H, Fukuda S, et al. Conformational Change in Coronary Artery Structure Assessed by Optical Coherence Tomography in Patients With Vasospastic Angina. Journal of the American College of Cardiology. Oct 2011;58(15):1608-13.

147. Shin ES, Ann SH, Singh GB, Lim KH, Yoon HJ, Hur SH, et al. Características morfológicas definidas por OCT dos locais de espasmo da artéria coronária na angina vasoespástica. JACC: Cardiovascular Imaging. setembro de 2015;8(9):1059-67.

148. Choi BG, Rha SW, Park T, Choi SY, Byun JK, Shim MS, et al. Impacto do tabagismo: um resultado clínico de 3 anos de pacientes com angina vasoespástica. Korean Circ J. 2016;46(5):632.

149. Mizuno Y, Harada E, Morita S, Kinoshita K, Hayashida M, Shono M, et al. Variante do Leste Asiático da Aldeído Desidrogenase 2 está associada a Angina Espástica Coronária: Possible Roles of Reactive Aldehydes and Implications of Alcohol Flushing Syndrome. Circulation. 12 de maio de 2015;131(19):1665-73.

150. Chu G, Zhang G, Zhang Z, Liu S, Wen Q, Sun B. Resultados Clínicos do Stenting Coronário em Pacientes com Angina Variante Refractária ao Tratamento Médico: A Consecutive Single-Center Analysis. Med Princ Pract. 2013;22(6):583-7.

151. Lin Y, Liu H, Yu D, Wu M, Liu Q, Liang X, et al. Simpatectomia versus tratamento convencional para espasmo da artéria coronária

refratário. Doença da Artéria Coronária. Set 2019;30(6):418-24.

152. Elbadawi A, Elgendy IY, Naqvi SY, Mohamed AH, Ogunbayo GO, Omer MA, et al. Tendências temporais e resultados de hospitalizações com angina de Prinzmetal: Perspectivas de uma base de dados nacional. O Jornal Americano de Medicina. Set 2019;132(9):1053-1061.e1.

153. Takagi Y, Yasuda S, Tsunoda R, Ogata Y, Seki A, Sumiyoshi T, et al. Características Clínicas e Prognóstico a Longo Prazo de Doentes com Angina Vasoespástica que Sobreviveram a Paragem Cardíaca Extra-Hospitalar: Multicenter Registry Study of the Japanese Coronary Spasm Association. Circ: Arritmia e Eletrofisiologia. junho 2011;4(3):295-302.

154. Waters DD, Miller DD, Szlachcic J, Bouchard A, Méthé M, Kreeft J, et al. Factores que influenciam o prognóstico a longo prazo de doentes tratados com angina variante. Circulation. agosto de 1983;68(2):258-65.

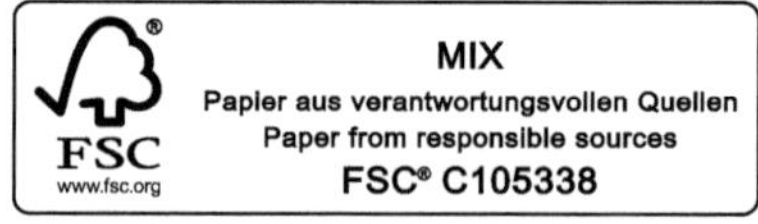



Printed by Books on Demand GmbH, Norderstedt / Germany